# Ecocardiografia na Emergência Pediátrica

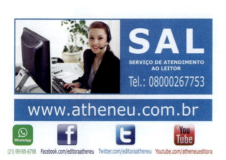

# Ecocardiografia na Emergência Pediátrica

### Editoras

**Samira Saady Morhy**
Mestre em Cardiologia e Doutora em Medicina pela Universidade Federal de São Paulo (Unifesp). *Research Fellow* na University of Toronto. *Fellow* da American Society of Echocardiography. Docente Permanente do Programa *stricto sensu* de Pós-Graduação em Ciências da Saúde da Sociedade Beneficente Israelita Brasileira Albert Einstein (SBIBAE). Gerente Médica do Departamento de Cardiologia Diagnóstica do Hospital Israelita Albert Einstein (HIAE).

**Heloisa Amaral Gaspar Gonçalves**
Intensivista Pediátrica pela Faculdade de Medicina da Universidade de São Paulo (FMUSP). Título de Especialista em Pediatria pela Sociedade Brasileira de Pediatria (TEP/SBP). Título de Especialista em Terapia Intensiva Pediátrica pela Associação de Medicina Intensiva Brasileira (TETIP/AMIB). Doutora em Ciências pela FMUSP. Gerente Médica da Home Doctor.

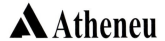

EDITORA ATHENEU

São Paulo  Rua Jesuíno Pascoal, 30
Tel.: (11) 2858-8750
Fax: (11) 2858-8766
E-mail: atheneu@atheneu.com.br

Rio de Janeiro  Rua Bambina, 74
Tel.: (21) 3094-1295
Fax: (21) 3094-1284
E-mail: atheneu@atheneu.com.br

CAPA: Equipe Atheneu
PRODUÇÃO EDITORIAL: MKX Editorial

CIP-BRASIL. CATALOGAÇÃO NA PUBLICAÇÃO
SINDICATO NACIONAL DOS EDITORES DE LIVROS, RJ

E22

Ecocardiografia na emergência pediátrica / editores Heloisa Amaral Gaspar Gonçalves, Samira Saady Morhy. - 1. ed. - Rio de Janeiro : Atheneu, 2019.

Inclui bibliografia
ISBN 978-85-388-0953-1

1. Cardiologia pediátrica.  2. Coração - Doenças - Diagnóstico.  3. Coração - Doenças - Tratamento.  4. Emergências cardiológicas.  I. Gonçalves, Heloisa Amaral Gaspar.  II. Morhy, Samira Saady.

19-54785

CDD: 618.9212
CDU: 616.12-053.2

Vanessa Mafra Xavier Salgado - Bibliotecária - CRB-7/6644
18/01/2019     21/01/2019

MOHRY, S.S.; GONÇALVES, H.A.G.
Ecocardiografia na Emergência Pediátrica.
©Direitos reservados à Editora ATHENEU – São Paulo, Rio de Janeiro, 2019

# Colaboradores

### Alessandro Cavalcanti Lianza
Doutor em Medicina pela Universidade de São Paulo (USP). Pós-Doutorando em Medicina pela USP. Especialista em Pediatria pela Sociedade Brasileira de Pediatria (SBP). Habilitação em Ecocardiografia e Cardiologia Pediátrica pela Sociedade Brasilieira de Cardiologia (SBC).

### Claudia Cosentino Gallafrio
Médica-Assistente do Setor de Ecocardiografia Pediátrica e Fetal do Hospital Israelita Albert Einstein (HIAE). Médica-Assistente dos Setores de Cardiologia e Ecocardiografia Pediátrica do Instituto de Oncologia Pediátrica do Grupo de Apoio ao Adolescente e à Criança com Câncer da Universidade Federal de São Paulo (IOP/GRAACC-Unifesp). Médica-Assistente do Setor de Ecocardiografia Pediátrica do Instituto Dante Pazzanese de Cardiologia (IDPC) e do Hospital Israelita Albert Einstein (HIAE). Especialista em Cardiologia Pediátrica e Ecocardiografia pela Sociedade Brasileira de Cardiologia (SBC).

### Claudio Henrique Fischer
Doutor em Medicina pela Universidade Federal de São Paulo (Unifesp). Chefe do Setor de Ecocardiografia da Unifesp. Coordenador Médico do Setor de Ecocardiografia do Hospital Israelita Albert Einstein (HIAE).

### Edgar Bezerra Lira Filho
Doutor em Medicina pela Universidade Federal de São Paulo (Unifesp). Médico-Assistente do Setor de Ecocardiografia do Hospital Israelita Albert Einstein (HIAE).

### Fabrício José Dinato
Título de Especialista em Cirurgia Cardiovascular pela Sociedade Brasileira de Cirurgia Cardiovascular (SBCCV). Médico Preceptor da Residência Médica de Cirurgia Cardiovascular do Instituto do Coração do Hospital das Clínicas da Faculdade de Medicina da Universidade de São Paulo (InCor-HCFMUSP).

### Guilherme Casale
Especialista em Cardiologia e Habilitação em Ecocardiografia pela Sociedade Brasileira de Cardiologia (SBC).

### Lucas Arraes de França
Doutor em Ciências pela Universidade de São Paulo (USP) – Programa USP/Instituto Dante Pazzanese de Cardiologia (IDPC). Médico-Assistente da Seção de Ecocardiografia do Hospital Israelita Albert Einstein (HIAE). Médico-Assistente da Seção de Ecocardiografia do IDCP. Coordenador dos Cursos de Ecocardiografia de Adultos do CETRUS.

### Marcelo Campos Vieira
Professor Livre-Docente pela Universidade de São Paulo (USP). Médico-Assistente do Setor de Ecocardiografia do Hospital Israelita Albert Einstein (HIAE) e do Instituto do Coração do Hospital das Clínicas da Faculdade de Medicina da Universidade de São Paulo (InCor-HCFMUSP).

### Patricia Leão Tuma
Médica-Assistente do Centro de Terapia Intensiva (CTI) Pediátrico do Instituto da Criança do Hospital das Clínicas da Faculdade de Medicina da Universidade de São Paulo (ICr-HCFMUSP) e do Hospital Israelita Albert Einstein (HIAE). Título de Especialista em Pediatria pela Sociedade Brasileira de Pediatria (TEP/SBP). Título de Especialista em Terapia Intensiva Pediátrica pela Associação de Medicina Intensiva Brasileira (TETIP/AMIB).

### Vera Demarchi Aiello
Professora Livre-Docente de Patologia pelo Departamento de Patologia da Faculdade de Medicina da Universidade de São Paulo (FMUSP). Médica Chefe do Laboratório de Anatomia Patológica do Instituto do Coração do Hospital das Clínicas da FMUSP (InCor-HCFMUSP).

### Wercules Antonio Alves de Oliveira
Médico do Serviço de Ecocardiografia do Hospital Israelita Albert Einstein (HIAE). Especialista em Cardiologia e Habilitação em Ecocardiografia pela Sociedade Brasileira de Cardiologia (SBC). Doutor em Ciências pela Escola Paulista de Medicina da Universidade Federal de São Paulo (EPM/Unifesp). Pós-Doutorado em Cardiologia pela EPM/Unifesp.

# Dedicatória

Aos nossos pais, Marita (*in memoriam*) e Adelino,
Elaine e Roberto, pela incansável
dedicação à nossa formação.
Aos nossos irmãos, Sádie, Samia, Sumaya e Thiago,
pela eterna parceria e amizade.
Aos nossos maridos, Andrade e Paulo,
pelo apoio incondicional.
Aos nossos filhos, Carolina, Bruna, Pedro e Matheus,
nossa fonte de inspiração.

# Agradecimentos

A Dra. Heloisa agradece à Dra. Samira, pelo delicioso convívio, eterno bom humor e enorme aprendizado.

A Dra. Samira agradece à Dra. Heloisa, pela insistência, dedicação e perseverança.

Ambas agradecem aos alunos, que com sua curiosidade e seus questionamentos as fizeram pesquisar, estudar e crescer, e aos pacientes e seus familiares, sem os quais nada faria sentido.

Agradecem, especialmente, à Dra. Glaucia Tavares, ao Dr. Alessandro Lianza e à Dra. Cláudia Cosentino Gallafrio, não apenas pela contribuição neste livro, mas também pela parceria nos diversos cursos ministrados.

# Apresentação

O livro aborda como os pediatras (neonatologistas, intensivistas e emergencistas), que prestam cuidado às crianças criticamente enfermas, podem fazer do exame de ecocardiograma à beira do leito uma ferramenta extremamente útil para apoio a decisões clínicas no manejo desses pacientes.

O conteúdo é apresentado de maneira ilustrada, com fotos demonstrando o passo a passo para obtenção das imagens ecocardiográficas. As diversas avaliações ecocardiográficas são explicadas e exemplificadas. Assim, o entendimento do leitor sobre como realizar o exame de ecocardiograma funcional é claro e conciso.

Este livro serve para aprendizado inicial sobre o assunto e também como manual de consulta rápida durante a assistência ao paciente, sugerindo leitura complementar àqueles que tiverem interesse em se aprofundar no estudo desse assunto.

*As Editoras*

# Prefácio

A Medicina teve uma grande evolução nas últimas décadas em vários aspectos, como na biologia molecular, genética e também em métodos não invasivos com objetivos diagnósticos.

No paciente grave, conhecer o débito cardíaco é fundamental para uma abordagem terapêutica eficiente em decorrência da variabilidade do seu perfil hemodinâmico.

As interpretações da pressão venosa central como forma de avaliar o retorno venoso frente ao desempenho cardíaco dependem de inúmeras variáveis, tornando o seu valor pouco preciso.

Desde sua introdução no Brasil, na década de 1970, o Ecocardiograma teve um grande avanço como método diagnóstico, permitindo ao médico intensivista e emergencista a possibilidade de avaliar a contratilidade miocárdica, o enchimento (retorno) na veia cava inferior, presença de tamponamento cardíaco e refluxo na válvula tricúspide, que se correlaciona com hipertensão pulmonar, assim como nas outras válvulas.

As doutoras Heloisa Amaral Gaspar Gonçalves e Samira Saady Morhy acumularam uma experiência significativa nas respectivas áreas de atuação como intensivista pediátrica e como ecocardiografista, com bom tirocínio clínico, além de conhecimento científico atualizado. Além de desenvolver uma considerável atividade acadêmica, transmitem sua experiência gerando conhecimento para outros profissionais, há vários anos, por meio de aulas, palestras e cursos práticos sobre o uso da ecocardiografia à beira leito para médicos emergencistas e intensivistas.

A leitura deste livro é agradável e muito didática, sendo extremamente útil para a nossa atividade diária, abordando à beira do leito pacientes gravemente doentes com instabilidade hemodinâmica. Este livro, sem dúvida, preenche uma lacuna na literatura médica no Brasil.

Boa leitura,

*Elias Knobel* e *Eduardo Juan Troster*

# Sumário

1. **Princípios Físicos e Instrumentação Básica, 1**
   *Edgar Bezerra Lira Filho*
   *Lucas Arraes de França*

2. **Anatomia Cardíaca, 15**
   *Fabrício José Dinato*
   *Vera Demarchi Aiello*

3. **Obtenção de Imagens Ecocardiográficas, 27**
   *Alessandro Cavalcanti Lianza*
   *Samira Saady Morhy*

4. **Ecocardiografia Doppler e Avaliação Valvar, 41**
   *Alessandro Cavalcanti Lianza*

5. **Avaliação da Função Ventricular Esquerda, 53**
   *Claudia Cosentino Gallafrio*

6. **Avaliação de Função Ventricular Direita e Hipertensão Pulmonar, 61**
   *Claudia Cosentino Gallafrio*

7. **Avaliação de Função Diastólica, 69**
   *Claudio Henrique Fischer*
   *Wercules Antonio Alves de Oliveira*

8. **Avaliação do Pericárdio e Pericardiocentese, 79**
   *Guilherme Casale*
   *Marcelo Campos Vieira*
   *Heloisa Amaral Gaspar Gonçalves*

9. Avaliação da Responsividade a Fluidos, 89
   *Heloisa Amaral Gaspar Gonçalves*

10. Circulação Transicional do Recém-Nascido, 95
    *Samira Saady Morhy*

11. Cardiopatias Congênitas na Medicina de Emergência, 101
    *Alessandro Cavalcanti Lianza*
    *Samira Saady Morhy*

12. Avaliação Ecocardiográfica do Choque, 119
    *Patricia Leão Tuma*
    *Heloisa Amaral Gaspar Gonçalves*

13. Guia Prático do Exame Ecocardiográfico de Emergência, 129
    *Heloisa Amaral Gaspar Gonçalves*

**Índice Remissivo, 137**

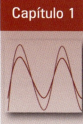

# Capítulo 1

# Princípios Físicos e Instrumentação Básica

Edgar Bezerra Lira Filho
Lucas Arraes de França

## Introdução

O objetivo deste capítulo é fornecer ao leitor noções básicas sobre a física do ultrassom, visando otimizar a obtenção de imagens ecocardiográficas e uma melhor utilização de recursos do aparelho para diagnósticos mais precisos.

## Som

O som é uma onda mecânica que se propaga em um meio elástico. Apresenta propriedades físicas semelhantes à luz, sendo elas a reflexão, a refração e a absorção. O som é representado graficamente por ondas, que apresentam picos e vales, sendo um ciclo de onda sonora aquele que compreende o intervalo entre um pico e o próximo pico ou um vale e o próximo vale. À medida que a onda sonora atravessa um determinado meio, as partículas do meio vibram. Durante a fase ascendente da onda sonora, as partículas do meio vibram mais próximas umas das outras, compreendendo o que se chama de compressão. Já durante a fase descendente da onda, as partículas do meio passam a vibram mais distantes umas das outras, configurando o que se chama de rarefação. A soma de uma compressão com uma rarefação corresponde a um ciclo da onda sonora, compreendendo a distância entre um pico ao próximo pico da onda e assim a um comprimento de onda (Figura 1.1).

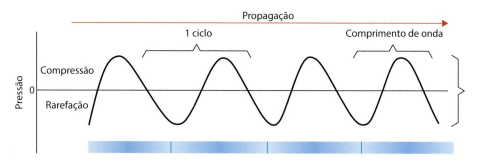

**Figura 1.1.** *Representação gráfica de uma onda sonora.*

A frequência da onda sonora é definida como o número de ciclos por unidade de tempo. Quando a unidade é dada em segundos, a frequência é definida em Hertz ou ciclos/s. A partir daí as ondas sonoras podem ser classificadas em infrassom, quando sua frequência se encontra abaixo de 20 Hz, som, quando sua frequência se encontra na faixa entre 20 Hz e 20 KHz, sendo essa faixa de frequência detectável pelo ouvido humano e ultrassom, quando sua frequência ultrapassa 20 KHz ou 20.000 Hz. Habitualmente os aparelhos de ultrassonografia trabalham com transdutores que emitem frequências extremamente elevadas, estando na ordem de MHz ou milhões de Hertz.

É importante salientar que a velocidade do som é constante no meio que ele atravessa, porém difere entre os diversos meios (Tabela 1.1).

**Tabela 1.1.** *Valores das velocidades do som nos diversos meios*

| Meio | Velocidade (m/s) |
|---|---|
| Ar | 330 |
| Gordura | 1.450 |
| Água | 1.480 |
| Tecidos moles | 1.540 |
| Rim | 1.560 |
| Sangue | 1.570 |
| Músculo | 1.580 |
| Osso | 4.080 |

A velocidade da onda sonora é definida como o produto entre sua frequência e seu comprimento de onda. Como a velocidade do som no meio é constante, logo frequência e comprimento de onda são inversamente proporcionais (Figura 1.2).

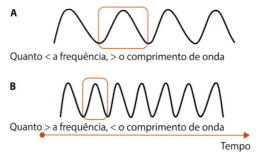

**Figura 1.2.** *Representação gráfica de duas ondas sonoras com a mesma velocidade de propagação, porém com frequências e comprimentos de ondas distintos.*

A onda A apresenta comprimento de onda maior, logo frequência menor (menos ciclos por unidade de tempo), enquanto a onda B apresenta comprimento de onda menor, logo frequência maior (mais ciclos por unidade de tempo).

A velocidade do som depende de duas propriedades intrínsecas do meio no qual ele atravessa, sendo elas a rigidez e a densidade. A velocidade é diretamente proporcional à rigidez do meio. O meio que exemplifica isso é o osso, que por ser extremamente rígido apresenta a maior velocidade de propagação do som (Tabela 1.1). Já a densidade é inversamente proporcional à velocidade que o som atravessa um determinado meio, sendo o ar um exemplo de meio com densidade extremamente elevada e assim baixa velocidade de propagação sonora.

É possível perceber que a onda sonora pode apresentar deflexões positivas ou negativas com diferentes amplitudes, medidas em decibéis (Figura 1.3).

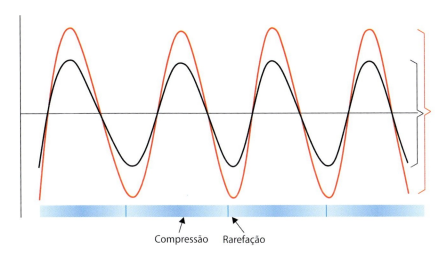

**Figura 1.3.** *Representação esquemática de duas ondas sonoras com suas amplitudes indicadas pelos colchetes preto e vermelho.*

Elas representam a energia que a onda sonora apresenta ao passar por um determinado meio. Atenuação representa a perda de energia, e assim redução de amplitude que a onda sonora apresenta ao atravessar o meio. Ela é composta pela absorção, dispersão e reflexão que as ondas sonoras apresentam ao atravessar o meio, sendo diretamente proporcional à profundidade e à frequência. Quanto maior é a profundidade, mais energia vai sendo perdida pela onda sonora ao longo do meio e maior é a atenuação. Quanto maior é a frequência, menor é o comprimento de onda, sendo menor a penetração no meio e maior a atenuação. É possível quantificar a atenuação por meio da distância de meia potência, que representa a distância que a onda sonora percorre para que sua amplitude se reduza a metade. Percebe-se que a distância de meia potência é inversamente proporcional à atenuação, ou seja, nos meios em que a atenuação é maior, a distância percorrida para que a energia caia a metade é muito pequena, tendo como exemplo o ar e o pulmão (Tabela 1.2).

**Tabela 1.2.** *Valores de distância de meia potência do som nos diferentes meios*

| Meio | Distância de meia potência (cm) |
|---|---|
| Água | 380 |
| Sangue | 15 |
| Tecidos moles | 1-5 |
| Músculo | 0,6-1 |
| Osso | 0,2-7 |
| Ar | 0,08 |
| Pulmão | 0,05 |

## Refração e Reflexão

O ultrassom apresenta duas propriedades físicas indispensáveis na formação da imagem ecocardiográfica que são a refração e a reflexão (Figura 1.4).

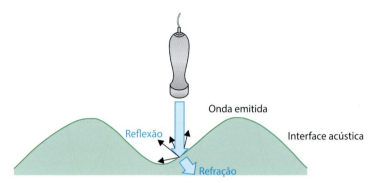

**Figura 1.4.** *Propriedades de reflexão e refração das ondas sonoras.*

A refração consiste no desvio que as ondas sonoras apresentam ao passar de um meio para outro através de uma interface acústica dependendo da incidência que a onda a atinge. Caso não haja refração, não é possível haver penetração das ondas sonoras no tecido e assim não há formação de imagem ultrassonográfica.

A reflexão é o desvio que ocorre com as ondas sonoras quando elas atingem a interface acústica que separa dois meios com o retorno das mesmas para o meio inicial. A partir da reflexão, é possível classificar os objetos-alvo do ultrassom em ecos especulares ou ecos refletores e ecos dispersos ou *speckles* (Figura 1.5).

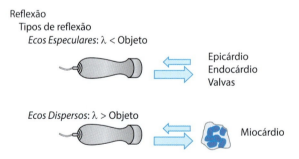

**Figura 1.5.** *Ecos especulares e ecos dispersos.*

Os ecos especulares se formam quando o objeto é maior que ¼ do comprimento da onda sonora, sendo o mesmo capaz de refletir a onda de volta ao transdutor. Os exemplos mais comuns de ecos especulares são o pericárdio, epicárdio, endocárdio e valvas cardíacas, objetos extremamente refletores. Assim, o ideal para tornar os objetos-alvo especulares é trabalhar com transdutores com frequências muito elevadas (da ordem de milhões de Hertz) e, consequentemente, comprimentos de ondas pequenos, tornando os objetos maiores que o comprimento da onda sonora. Os ecos dispersos se formam quando o objeto é menor que ¼ do comprimento de onda, determinando a dispersão da onda sonora sendo responsável pela formação de manchas ou *speckles* que compõem o tecido miocárdico (espaço entre o epicárdio e o endocárdio). Assim, o contraste que se forma no miocárdio é decorrente exatamente da formação dos ecos dispersos com tonalidades de cinza distintas, sendo o aparelho ecocardiográfico capaz de formar até 250 tons de cinza distintos.

## Transdutor e a Formação da Imagem Ecocardiográfica

Os transdutores ecocardiográficos são formados por cristais piezoelétricos, lentes acústicas, membrana externa, eletrodos, insolação e o cabo elétrico. Todos esses componentes exercem um papel fundamental para que a energia elétrica chegue ao transdutor, seja transmitida aos cristais piezoelétricos, que vibram e emitem a onda ultrassonográfica para fora do transdutor. Dessa maneira os transdutores de ultrassom trabalham com emissão de pulsos de onda sonora com ciclos de pulsos emitidos.

A sequência da formação da imagem ecocardiográfica segue os seguintes passos: emissão do pulso elétrico ao transdutor, excitação dos cristais piezoelétricos com emissão da onda sonora, tempo de espera ou tempo morto, que compreende o tempo de viagem da onda sonora no tecido até seu retorno ao transdutor, nova excitação dos cristais piezoelétricos e formação de corrente elétrica emitida ao aparelho para formação da imagem.

As bandas de frequência ultrassonográfica que os transdutores trabalham variam de acordo com o tipo de transdutor (setorial pediátrico ou setorial adulto). Nos transdutores pediátricos a banda de frequência emitida varia entre 3,5 e 8,0 MHz e nos transdutores adultos, varia entre 1,5 e 4,5 MHz. A seleção adequada dos transdutores e da frequência utilizada é fundamental para a aquisição de uma imagem bidimensional de qualidade. O ideal é se utilizar frequências elevadas, pois quanto maior é a frequência, melhor é a resolução proximal ao transdutor. Porém quanto maior é a frequência, menor é a penetração da onda sonora. Assim, em pacientes com diâmetros anteroposteriores do tórax menores, precisa-se de menos penetração e mais resolução, sendo o ideal usar um transdutor com banda de frequência maior, como os transdutores infantis. Já em pacientes com tórax com diâmetros maiores, como em adultos, necessita-se de uma maior penetração das ondas sonoras, sendo necessária a utilização de transdutores com frequência menores (Figura 1.6).

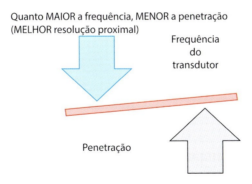

**Figura 1.6.** *Frequência do transdutor e penetração: elementos inversamente proporcionais.*

## Campo Próximo e Profundo

A disposição do feixe de ultrassom emitido pelo transdutor varia de acordo com a profundidade do objeto em relação ao mesmo. O feixe de ultrassom próximo ao transdutor apresenta uma disposição cilíndrica, com uma baixa taxa de dispersão. Nessa região o ultrassom funciona de maneira ideal, sendo denominada de campo próximo ou campo de Fresnel. Os dois principais determinantes do tamanho do campo próximo são o diâmetro do transdutor e o comprimento da onda sonora. A extensão do campo próximo é diretamente proporcional ao quadrado do raio do transdutor e inversamente proporcional ao comprimento da onda sonora e assim diretamente proporcional à frequência do transdutor (Figura 1.7).

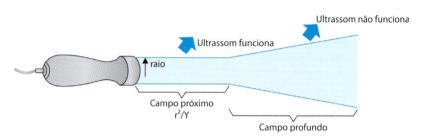

**Figura 1.7.** *Desenho esquemático demonstrando os campos próximo e profundo.*

À medida que a onda sonora penetra no tecido, maior é a chance de haver dispersão e o feixe de ultrassom cilíndrico passa a ser progressivamente cônico. Esse fenômeno ocorre mais distalmente ao transdutor e configura uma área distante do transdutor denominada campo profundo ou campo de Fraunhofer. Nessa área, o ultrassom não funciona de maneira adequada, havendo uma pior resolução da imagem. Portanto, para uma melhor resolução da imagem o ideal é que os objetos a serem interpretados pelo ultrassom estejam dentro do campo próximo e para isso é fundamental que seu tamanho seja otimizado, utilizando-se transdutores de tamanho maior e com maior frequência. É importante salientar que os transdutores não podem ter diâmetros muito grandes, caso contrário haverá dificuldade na aquisição de janelas ecocardiográficas em pacientes magros, com espaços intercostais estreitos, devido à formação de artefatos do tipo sombra acústica em decorrência das costelas. E a frequência do transdutor também não pode ser demasiadamente elevada, pois frequências muito elevadas geram menor penetração no tecido com maior dificuldade em resolver objetos mais distantes do transdutor.

O foco é um artifício utilizado para se direcionar o feixe de ultrassom para um determinado objeto e melhorar sua resolução. Isso é possível por causa das lentes acústicas que o transdutor possui internamente a sua membrana. A focalização do feixe ultrassônico não interfere no tamanho do campo próximo ou profundo, porém potencializa a taxa de dispersão no campo profundo, piorando a qualidade da imagem posterior ao objeto focalizado. Portanto, é fundamental que o foco esteja posicionado mais profundamente na imagem para que se diminua a taxa de dispersão no campo profundo e seja possível resolver objetos mais distantes do transdutor.

## Resolução Espacial e Temporal

Resolução espacial é a capacidade que o sistema ultrassonográfico possui de diferenciar objetos que se encontram próximos entre si. Pode ser classificada em resolução axial, lateral e de contraste.

Resolução axial é a capacidade do aparelho de ultrassom de diferenciar pontos que se encontram dispostos ao longo do feixe de ultrassom, ou seja, um objeto a frente do outro. Dois fatores interferem potencialmente na resolução axial, sendo eles a frequência do transdutor e o comprimento de pulso. Quanto maior é a frequência do transdutor, melhor é a resolução axial e quanto menor é o comprimento de pulso, maior será o número de pulsos emitidos pelo transdutor por unidade de tempo, otimizando-se a resolução axial (Figura 1.8).

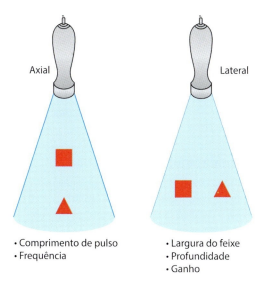

**Figura 1.8.** *Resoluções axial e lateral e seus fatores determinantes.*

Resolução lateral é a capacidade do sistema de ultrassom de diferenciar pontos que se encontram dispostos lado a lado, ou seja, perpendicularmente ao feixe de ultrassom. Três são os fatores que podem otimizar a resolução lateral, sendo eles a redução da largura do feixe (redução do ângulo de abertura), redução da profundidade, e redução do ganho (Figura 1.8).

Resolução de contraste é a capacidade do aparelho ecocardiográfico de distinguir tonalidades de cinza distintas. Isso é possível graças à presença dos ecos dispersos ou *speckels*, sendo o aparelho capaz de diferenciar cerca de 250 tons de cinza distintos. Os fatores que interferem na resolução de contraste são o tamanho do objeto e fatores de pré e pós-processamento (Figura 1.9).

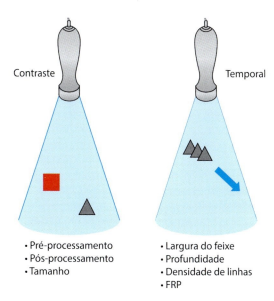

**Figura 1.9.** *Resoluções temporal e de contraste e seus fatores determinantes.*

Resolução temporal é a propriedade do sistema de ultrassom de detectar a movimentação de objetos dentro do feixe de ultrassom ao longo do tempo, sendo aferida por meio de quadros por segundo (qps) ou *frames per second* (fps). Quanto maior o número de quadros por segundo de um vídeo, maior é sua resolução temporal, sendo possível perceber toda movimentação de abertura e fechamento valvar, por exemplo, durante o ciclo cardíaco. Os fatores que podem otimizar a resolução temporal são a redução da largura do feixe e da profundidade, aumento da densidade de linhas no feixe ultrassônico e da frequência de repetição de pulsos (maior número de pulsos emitidos pelo transdutor por unidade de tempo) (Figura 1.9).

## Ondas de Frequência Fundamental e Harmônica

As ondas de frequência fundamental se caracterizam pelo fato da frequência recebida pelo transdutor possuir a mesma frequência da onda inicialmente emitida pelo transdutor. Obviamente, as ondas de frequência fundamental à medida que penetram no tecido vão perdendo progressivamente sua amplitude, ou seja, sofrem atenuação.

O fenômeno da harmônica decorre do fato de estruturas submetidas ao ultrassom sofrerem modificação de sua forma, devolvendo ao transdutor ondas de frequências maiores e múltiplas da frequência inicialmente emitida pelo transdutor (Figura 1.10).

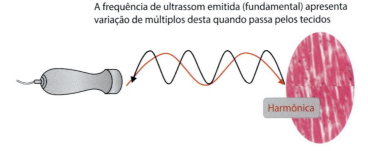

**Figura 1.10.** *Representação gráfica demonstrando o fenômeno da harmônica.*

Tal propriedade permite ao aparelho de ultrassom detectar frequências maiores, otimizando a resolução da imagem. As ondas com frequência harmônica, ao contrário das ondas de frequência fundamental, aumentam potencialmente sua amplitude à medida que caminham pelo tecido, atingindo sua maior amplitude entre 4 e 8 cm de profundidade. A partir de 8 cm de profundidade, as ondas com frequência harmônica passam a perder progressivamente sua energia. Assim o maior benefício do uso da harmônica ocorre na visibilização de estruturas que se encontram entre 4 e 8 cm de distância do transdutor, não havendo otimização da imagem de estruturas muito próximas do transdutor (menos de 4 cm de profundidade) ou muito distantes, gerando com frequência artefatos próximos ao transdutor. Em pacientes pediátricos, pela proximidade das estruturas cardíacas do transdutor, habitualmente, não se utiliza o recurso da harmônica, pois o mesmo geraria mais artefatos no campo próximo, reduzindo a qualidade da imagem. Já em pacientes adultos, como o coração encontra-se na faixa de profundidade de maior amplitude das ondas de harmônica, o benefício de seu uso é evidente (Figura 1.11).

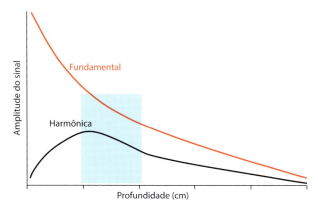

**Figura 1.11.** *Variação da amplitude do sinal das ondas de frequência fundamental e harmônica de acordo com a profundidade do tecido avaliado.*

## Artefatos do Ultrassom

Muitas vezes, o ecocardiografista se depara com artefatos que dificultam a interpretação das imagens obtidas em sua prática diária. Os dois artefatos mais comuns são as sombras acústicas e as reverberações.

As sombras acústicas ocorrem quando a onda de ultrassom emitida pelo transdutor atinge um objeto extremamente refletor (p. ex., arco costal, calcificação valvar acentuada, estrutura metálica de prótese valvar), não havendo refração atrás desse objeto, sendo a maior parte das ondas sonoras devolvidas ao transdutor, não havendo, portanto, formação de imagem posterior ao objeto. Assim, forma-se uma sombra acústica posterior ao objeto que impede a visibilização de qualquer estrutura que se entre atrás do mesmo (Figura 1.12).

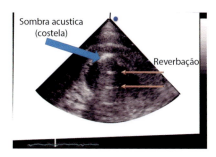

**Figura 1.12.** *Imagem ecocardiográfica demonstrando artefatos do tipo sombra acústica e reverberação. Fonte: Aquivo do autor.*

As reverberações ocorrem quando a onda que seria devolvida ao transdutor sofre uma segunda reflexão próxima ao mesmo, sendo novamente direcionada ao objeto-alvo, que quando atingido reflete novamente a onda sonora para o transdutor. Assim, forma-se uma imagem semelhante ao objeto verdadeiro (imagem "fantasma"), com uma distância múltipla da distância verdadeira entre o transdutor e objeto, já que o tempo de espera para a onda sonora retornar ao transdutor seria maior em decorrência da reflexão indevida que ocorreu próxima ao transdutor (Figura 1.12).

Outro artefato que pode dificultar a interpretação de estruturas muito próximas ao transdutor são os ecos espúrios do campo próximo. Eles ocorrem por causa das elevadas oscilações de amplitude da vibração dos cristais piezoelétricos e caracterizam-se pela formação de uma "nuvem" que impede a visibilização de alvos próximos a transdutor (p. ex., avaliação de trombo na região apical do ventrículo esquerdo ao corte apical).

- Quanto maior a frequência do transdutor, menor a penetração do feixe de ultrassom e quanto menor a frequência, maior a penetração.
- Em pediatria usamos transdutores com frequência de 3,5 e 8,0 MHz, que apesar da menor penetração, apresenta melhor qualidade da imagem. Já em adultos utilizamos transdutores com frequência entre 1,5 e 4,5 MHz, que possibilitam maior penetração de imagem.

## Ecocardiografia com Doppler

Atualmente não existe exame ecocardiográfico realizado apenas com a ultrassonografia bidimensional. Para uma avaliação funcional e sobretudo dos fluxos intracavitários é necessária uma complementação com o estudo baseado no Doppler. Existem algumas diferenças básicas entre a ecocardiografia bidimensional e a ecocardiografia com Doppler (Tabela 1.3).

**Tabela 1.3.** Características da ecocardiografia bidimensional e com Doppler

|  | Bidimensional | Doppler |
| --- | --- | --- |
| Objetivo do ultrassom | Tecido | Sangue |
| Diagnóstico | Anatomia | Fisiologia |
| Tipo de informação | Estrutural | Funcional |
| Alinhamento entre feixe de ultrassom e objeto | Perpendicular | Paralelo |
| Preferência da frequência do transdutor | Alto | Baixo |

O alvo da ecocardiografia com Doppler são as hemácias em movimento, ou seja, o fluxo sanguíneo, sendo, portanto, um método funcional e não anatômico. Já a ecocardiografia bidimensional tem como objetivo a avaliação anatômica das estruturas cardíacas, identificando sua morfologia e anatomia. Outra diferença fundamental entre os métodos é que na ecocardiografia bidimensional a estrutura avaliada deve estar perpendicular ao feixe de ultrassom, enquanto na ecocardiografia com Doppler o fluxo sanguíneo deve estar paralelo ao mesmo. Quanto às frequências emitidas pelo transdutor, enquanto na ecocardiografia bidimensional deve-se priorizar frequências mais altas para se obter maior resolução da estrutura avaliada, na ecocardiografia com Doppler deve-se utilizar frequências mais baixas para que se tenha uma avaliação mais acurada de um maior espectro de velocidades (Tabela 1.3).

Christian Johann Doppler descreveu em 1842 o efeito Doppler: "O som muda sua frequência e comprimento de onda quando a fonte do som muda de posição". Esse é o princípio que rege toda a ecocardiografia com Doppler. O transdutor emite uma onda sonora com determinada frequência e caso as hemácias estejam se aproximando da fonte emissora de ultrassom, elas passam a devolver a onda sonora com uma frequência maior que a inicialmente emitida. No caso do fluxo sanguíneo estar se distanciando do transdutor, as hemácias devolverão uma onda sonora com frequência inferior a inicialmente emitida pela fonte de ultrassom (Figura 1.13).

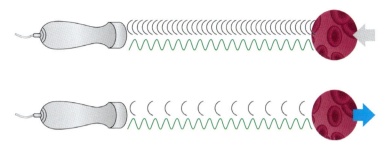

**Figura 1.13.** *Desenho esquemático do desvio Doppler.*

Ao desvio de frequência que o transdutor detecta em decorrência da movimentação das hemácias, denomina-se Desvio Doppler ou *Doppler shift*. Por meio dele é possível se detectar a velocidade da movimentação das hemácias. O Desvio Doppler é definido pela fórmula abaixo (Figura 1.14).

$$\Delta D = \frac{2\,ft\,Vh \times \cos\theta}{c}$$

**Figura 1.14.** $\Delta D$ = Desvio Doppler; ft = frequência do transdutor; Vh = velocidade das hemácias; $\cos\theta$ = cosseno do ângulo entre o feixe de ultrassom e o fluxo sanguíneo; c = velocidade do som no meio.

Como a frequência do transdutor e a velocidade do som no meio são conhecidas pelo aparelho e o ângulo entre o feixe de ultrassom deve ser o mais paralelo possível com o fluxo sanguíneo para que o cosseno de θ seja 1, o Desvio Doppler é a forma que o aparelho apresenta para detectar a velocidade precisa que as hemácias estão viajando.

Observando a fórmula acima, é possível perceber que para um mesmo Desvio Doppler, quanto menor é a frequência do transdutor, maior é o espectro de velocidades que pode ser discriminada pelo sistema ultrassonográfico. Já com transdutores com frequências mais elevadas, para um mesmo Desvio Doppler, um espectro de velocidades menores pode ser identificado, com maior chance de se gerar ambiguidade (Figura 1.15). Isso justifica o fato de a ecocardiografia com Doppler dar preferência a frequências mais baixas, visando discriminar um maior espectro de velocidades (Tabela 1.3).

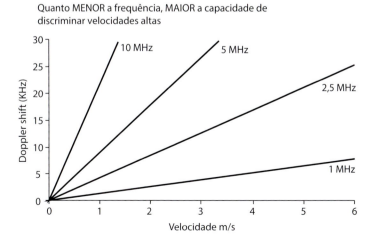

**Figura 1.15.** *Espectros de velocidades avaliados por transdutores com diferentes frequências.*

A Figura 1.16 demonstra a importância de se trabalhar com o feixe de ultrassom o mais paralelo possível ao fluxo sanguíneo, pois dessa maneira o cosseno de θ será 1 e será possível detectar o maior Desvio Doppler e assim haver uma estimativa mais real das velocidades das hemácias. É importante perceber que à medida que o ângulo entre o feixe de ultrassom e o fluxo sanguíneo aumenta, o cosseno de θ vai reduzindo progressivamente, havendo uma subestimativa do Desvio Doppler e assim uma subestimativa das velocidades avaliadas. Essa subestimativa passa a ser relevante quando o ângulo θ é superior a 20 graus, já que o cosseno de θ passa a inferior a 0,94 com uma subestimativa das velocidades superior a 6% (Figura 1.16).

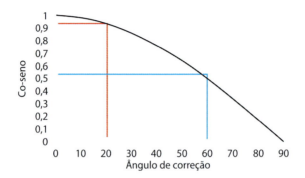

**Figura 1.16.** *Variação do cosseno de θ conforme ângulo de correção.*

Existem basicamente quatro tipos de Doppler empregados na prática ecocardiográfica, sendo eles o Doppler pulsátil, Doppler contínuo, mapeamento de fluxo em cores e o Doppler tecidual.

## Doppler Pulsátil

O Doppler pulsátil caracteriza-se por um cristal piezoelétrico emitir uma onda de ultrassom que penetra no tecido e é devolvido pelas hemácias para o mesmo cristal piezoelétrico, trabalhando com o mesmo conceito de tempo de espera ou tempo morto, sendo esse tempo proporcional ao posicionamento de sua amostra-volume. Assim é possível com o Doppler pulsátil detectar a velocidade das hemácias de uma determinada região de interesse onde está a amostra-volume, dando a essa modalidade de Doppler a característica de alta resolução de alcance.

Apesar de sua resolução de alcance, o Doppler pulsátil é incapaz de discriminar velocidade altas (superiores a 2,5 m/s). Quando as velocidades se encontram em valores que ultrapassam o que se denomina limite de Nyquist, passa a ser impossível ao sistema discriminar a direção e a velocidade do fluxo sanguíneo, gerando ambiguidade ou fenômeno de *aliasing*. O limite de Nyquist é a maior frequência de onda sonora que o Doppler pulsátil consegue detectar sem que haja a formação de *aliasing* e a velocidade do limite de Nyquist nada mais é que o limite de velocidade que o sistema de ultrassom consegue discriminar sem gerar *aliasing*. Por definição o PRF (ritmo de amostragem) do sistema é o dobro do limite de Nyquist, pois para se reconhecer uma determinada onda sonora é preciso que o ritmo de amostragem seja no mínimo de duas vezes em um mesmo ciclo de onda.

O limite de Nyquist é inversamente proporcional à frequência do transdutor e a profundidade. Quanto maior é a frequência do transdutor, um menor espectro de velocidades passa a ser discriminado, sendo, portanto, menor o limite de Nyquist e maior a chance de se gerar *aliasing*. É possível perceber que quanto mais próximo da fonte emissora de ultrassom está a caixa do mapeamento de fluxo a cores, ou seja, quanto menor for a profundidade, maior é a velocidade do limite de Nyquist, havendo uma menor chance de se gerar ambiguidade (Figura 1.17).

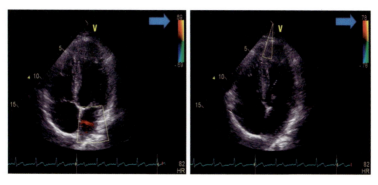

**Figura 1.17.** *Velocidade do limite de Nyquist com diferentes profundidades. Fonte: arquivo do autor.*

## Doppler Contínuo

O Doppler contínuo caracteriza-se por um único cristal que continuamente emite as ondas de ultrassom e as recebe, sem haver resolução de alcance para estimar de qual região ao longo do feixe ultrassônico aquelas velocidades correspondem. Assim, o Doppler contínuo consegue estimar um espectro infinito de velocidades ao longo do feixe de ultrassom, sem haver limitação da detecção de altas velocidades, em oposição ao uso do Doppler pulsátil. O espectro da curva do Doppler contínuo tende a ser mais largo e denso que o do Doppler contínuo, pois envolve todas as velocidades estimadas ao longo da linha do cursor do Doppler. Portanto, todas as vezes que se tenta estimar altas velocidades, sobretudo aquelas que ultrapassam 2,5 m/s, deve-se fazer uso do Doppler contínuo com o alinhamento do fluxo o mais paralelo possível ao cursor do Doppler (p. ex., estimativa de gradientes pressóricos nas estenoses valvares, comunicações interventriculares, da pressão sistólica da artéria pulmonar pelo refluxo tricúspide, nas avaliações dos orifícios efetivos de refluxo pela técnica do PISA (*proximal isovelocity surface área*).

## Mapeamento de Fluxo em Cores

O mapeamento de fluxo em cores consiste em uma área de interesse (box colorido) reconstruído a partir de múltiplas amostras-volume que rastreiam as velocidades das hemácias nessa região. Esse mapeamento é regido pelos mesmos princípios do Doppler pulsátil, havendo um determinado limite de Nyquist com sua respectiva velocidade, a qual quando ultrapassada se forma o fenômeno da ambiguidade ou *aliasing* (Figura 1.17).

No mapeamento de fluxo em cores, por convenção, quando o fluxo sanguíneo se aproxima da fonte emissora de ultrassom ele se codifica em vermelho e, ao se afastar, é visto com a coloração azul. Ao ser ultrapassada a velocidade do limite de Nyquist, surge uma coloração amarelada ou esverdeada, demonstrando uma aceleração do fluxo sanguíneo que sugere a presença de um turbilhonamento em decorrência de alguma patologia (estenose valvar, insuficiência valvar ou *shunts* intracardíacos, como nas comunicações interatriais e interventriculares).

Alguns fatores interferem na regulagem adequada do mapeamento de fluxo em cores com o ganho, a escala do PRF, a frequência do transdutor e o filtro do sistema. Deve-se regular o ganho com o transdutor com gel e fora de contato com o paciente. Inicialmente, vê-se um "chuvisco" de cores, até que se reduzindo progressivamente o ganho, ele deixa de ser visto. Esse é o ponto ideal da regulação do ganho. Ganho em demasia tende a superestimar a quantificação dos fluxos intracavitários. Quanto à escala de PRF, as diretrizes atuais das Sociedades Americana e Europeia de Ecocardiografia recomendam que ela deve ser ajustada para uma velocidade de *aliasing* entre 50 e 60 cm/s. Escala de

PRF reduzida tende a intensificar a visibilização dos fluxos cardíacos. Transdutores com frequências mais altas, tendem a reduzir o limite de Nyquist do sistema, reduzindo a escala de PRF e intensificando os jatos intracardíacos. Por último, um ajuste adequado do filtro é importante, pois ao reduzi-lo, há uma tendência a se visibilizar cada vez mais fluxos de baixa velocidade, com uma intensificação da visibilização dos fluxos intracavitários.

## Doppler Tecidual

O Doppler tecidual é uma forma de se estimar a velocidade da movimentação do tecido cardíaco, tendo como alvo não mais as hemácias, e sim o deslocamento das fibras miocárdicas ou dos anéis valvares.

Habitualmente, a maioria dos aparelhos de ecocardiograma já possui esse recurso ajustado e basta ativá-lo em um botão TVI (*tissue velocity image*) ou TDI (*tissue Doppler image*) e aparecerá a imagem paramétrica do Doppler tecidual. Ao se posicionar a amostra-volume na área de interesse e ao clicar o botão do Doppler pulsátil, ter-se-á a curva espectral do Doppler tecidual com as velocidades de deslocamento do tecido cardíaco avaliado.

Caso o aparelho não possua esse recurso pronto, é possível, a partir do ajuste do mapeamento de fluxo em cores, com a redução do ganho, da velocidade de escala do PRF e do filtro, chegar-se a confecção de um *preset* com essa modalidade de Doppler disponível.

## Conclusões

Apesar do grande crescimento tecnológico na área da ecocardiografia, da facilidade de manuseio da grande maioria dos equipamentos disponíveis no mercado atual e ajustes de fábrica já instalados por parte de tecnólogos das grandes empresas de imagem, é fundamental que o médico ecocardiografista saiba princípios físicos básicos importantes para o ajuste ideal de uma imagem para sua correta interpretação.

### Leitura Sugerida

1. Aggarwal KK, Moos S, Philpot EF et al. Color velocity determination using pixel color intensity in Doppler color flow mapping. Echocardiography 1989;6:473-483.
2. Armstrong WF, Ryan T. Feigenbaum's Echocardiography. Wolters Kluwer Health, 2012.
3. Baker DW, Rubenstein SA, Lorch GS. Pulsed Doppler echocardiography: principles and applications. Am J Med 1977;63:69-80.
4. Burns PN. The physical principles of Doppler and spectral analysis. J Clin Ultrasound 1987;15:567-590.
5. Edler I. Diagnostic use of ultrasound in heart disease. Acta Med Scan 1955;308-332.
6. Feigenbaum H, Zaky A. Use of diagnostic ultrasound in clinical cardiology. J Indiana State Med Assoc 1966;59:140.
7. Fry WJ. Mechanism of acoustic absorption in tissue. J Acoustic Soc Am 1952; 24:412.
8. Goldman DE, Jueter TF. Tabular data of the velocity and absorption of high-frequency sound in mammalian tissues. J Acoust Soc Am 1956;28:35.
9. Hatle L, Angelson B. Doppler ultrasound in cardiology: Physical principles and clinical applications. 2nd ed. Philadelphia: Lea & Febiger, 1985.
10. Reid J. A review of some basic limitations in ultrasonic diagnosis. In: Grossman CC, Homes JH, Joyner C et al. (Eds.) Diagnostic ultrasound. Proceedings of the First International Conference, University of Pittsburg, 1966. New York: Plenum Publishing, 1965.
11. Roelandt J, van Dorp WG, Bom N et al. Resolution problems in echocardiology: a source of interpretation errors. Am J Cardiol 1976;37:256-262.
12. Waggoner AD, Bierig SM. Tissue Doppler imaging: a useful echocardiographic method for the cardiac sonographer to assess systolic and diastolic ventricular function. J Am Soc Echocardiogr 2001;14:1143-1152.
13. Wells PNT. Physics. In: Leech G, Sutton G (Eds.) An introduction to echocardiography. London: MediCine Ltd., 1978.

# Anatomia Cardíaca

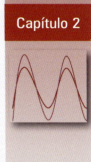

Capítulo 2

Fabrício José Dinato
Vera Demarchi Aiello

## Introdução

O coração tem a forma aproximada de um cone truncado e está localizado no mediastino médio. Dois terços de sua massa se encontram à esquerda do plano mediano e seu maior eixo é oblíquo e orientado para o hipocôndrio esquerdo. Está envolvido por um saco de dupla parede, o pericárdio, o qual apresenta uma lâmina parietal (externa) e outra que se reflete sobre a superfície externa do coração, a lâmina visceral. A cavidade virtual formada entre as lâminas parietal e visceral é denominada saco pericárdico.

Dois recessos formados por linhas de reflexão da membrana pericárdica podem ser identificados: o seio transverso, situado posteriormente à aorta e ao tronco pulmonar; e o seio oblíquo, situado entre as aberturas das quatro veias pulmonares.

A face cardíaca relacionada ao esterno é denominada face esternocostal, a qual é constituída predominantemente pelas câmaras cardíacas direitas. A superfície inferior, que repousa sobre o diafragma, é denominada face diafragmática. Posteriormente, o coração relaciona-se com o esôfago, com a bifurcação da traqueia e com os brônquios através de sua face pulmonar. A margem direita do coração é aguda e localizada inferiormente, entre a superfície esternocostal e a diafragmática. A margem esquerda, também conhecida como margem obtusa, é romba e superior.

Na base do coração encontram-se os átrios, as grandes artérias (aorta e pulmonar), as veias cavas e as veias pulmonares. A ponta ou o ápice cardíaco é inferior e arredondado, sendo formado pelo ventrículo esquerdo. As cavidades direitas do coração estão localizadas mais anteriormente e superiormente em relação às cavidades esquerdas. O ventrículo direito ocupa posição anterossuperior e grande parte de sua massa está situada à esquerda da coluna vertebral.

Com o advento dos modernos exames de imagem na prática clínica da cardiologia, anatomistas têm chamado a atenção para o fato de que as estruturas cardíacas não são apropriadamente descritas de acordo com a posição que ocupam no corpo. Tais problemas com relação à nomenclatura das estruturas cardíacas foram levantados por eletrofisiologistas, que perceberam o modo inadequado da descrição consagrada no treinamento de seus procedimentos de ablação e mapeamento. Essa descrição, que se baseia na convenção da chamada "posição anatômica", em que a estrutura observada se encontra em pé e de frente ao observador, considera o coração retirado do tórax, como se estivesse de pé e apoiado sobre seu ápice.

Ao observar o posicionamento correto do coração no corpo, nota-se que seria mais correto se os átrios e os ventrículos não tivessem sido descritos como direito e esquerdo, mas sim o átrio direito como átrio anterior, o ventrículo direito como ventrículo anterior e a parede posterior como parede inferior. Outra situação seria a denominação da chamada artéria coronária descendente posterior, a qual percorre de maneira horizontal a face diafragmática do coração. Considerando a correta nomenclatura, as artérias coronárias que percorrem os sulcos interventriculares deveriam ser chamadas de artérias interventriculares superior e inferior. Ainda, sobre o posicionamento dos músculos papilares do ventrículo esquerdo, ao invés de anterolateral e posteromedial, a descrição mais apropriada seria inferoseptal e superolateral.

Por isso, para os estudantes atuais e para aqueles iniciando na área da cardiologia, os professores de anatomia precisam chamar a atenção sobre essa tendência atual de descrever as estruturas cardíacas na orientação espacial correta. De qualquer modo, como a maneira clássica de descrição ainda é de uso rotineiro e o modo correto ainda se trata de tendência, utilizaremos a seguir a clássica denominação dos componentes do coração.

## Átrio Direito

Essa câmara recebe a drenagem venosa sistêmica proveniente das veias cavas superior e inferior. Também recebe a maior parte da drenagem venosa coronariana através do seio coronário. Externamente, o átrio direito está dividido em um apêndice, da forma de um triângulo de base larga e ponta romba; e em um componente venoso, separados pelo sulco terminal (Figura 2.1). Esse corresponde internamente à localização da crista terminal, estrutura muscular proeminente que separa a porção trabeculada (musculatura pectínea), encontrada em toda a aurícula, da porção venosa não trabeculada. A musculatura pectínea é formada por fibras trabeculadas paralelas, orientadas perpendicularmente à crista terminal estendendo-se até a parede diafragmática, junto à desembocadura da veia cava inferior.

O nó sinusal ou sinoatrial não é visível macroscopicamente, mas trata-se de um conjunto ovalado de células musculares especializadas, com cerca de 5 mm de comprimento, localizado à direita ou lateralmente à junção cavoatrial, logo abaixo da superfície epicárdica.

No componente venoso do átrio direito, em sua face diafragmática, observa-se o orifício da veia cava inferior, em cuja abertura encontra-se a valva de Eustáquio, uma prega de tecido fibromuscular. Quando essa prega se apresenta como um remanescente fenestrado, recebe o nome de rede de Chiari. Também nessa região encontra-se o orifício do seio coronário, cuja abertura é guarnecida por um prega fibrosa denominada valva de Tebésio. A porção do átrio que se relaciona com a inserção das cúspides da valva atrioventricular direita é conhecida como vestíbulo atrial.

O átrio direito possui uma face septal lisa, onde se observa a fossa oval, estrutura morfologicamente característica dessa câmara. Essa estrutura de forma ovalada apresenta bordas elevadas e uma depressão central constituída pela lâmina da fossa oval. Sua margem proeminente é chamada

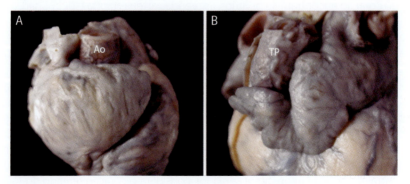

**Figura 2.1.** Apêndices atriais direito (painel A) e esquerdo (painel B), com características diferentes, o direito com base larga e ponta romba e o esquerdo com aspecto digitiforme e base estreita. Ao: aorta ascendente; TP: tronco pulmonar. Fonte: arquivo do autor.

de limbo (Figura 2.2). Durante o período fetal e nas primeiras semanas após o nascimento, na região anterossuperior da fossa oval observa-se o forame oval, comunicação entre os átrios que permite a passagem de sangue oxigenado proveniente da veia umbilical para a circulação sistêmica fetal. Em cerca de 10 a 20% dos adultos normais o forame oval permanece persistente, sem contudo permitir a passagem de fluxo da direita para a esquerda, a não ser na eventualidade de aumento da pressão atrial direita que venha a sobrepujar a pressão do interior do átrio esquerdo.

Apesar de encontrarmos na face septal a fossa oval e o orifício do seio coronário, o septo interatrial restringe-se apenas à área formada pela própria fossa oval e limitada região circunjacente. Acima da fossa oval observa-se o chamado septo *secundum*, uma invaginação da parede entre o componente venoso do átrio direito e as veias pulmonares, e não um verdadeiro septo anatômico. Apenas uma restrita porção da margem anterior da fossa oval corresponde ao septo, visto que a maior parte se trata da parede atrial anterior relacionada à raiz das grandes artérias da base.

O nó atrioventricular do sistema de condução e a porção inicial do feixe de His encontram-se no triângulo de Koch, definido pela linha de inserção do folheto septal da valva tricúspide e pelo tendão de Todaro, estrutura fibrosa que se continua a partir da valva da veia cava inferior. Na base desse triângulo encontra-se o orifício do seio coronário. A chave para a prevenção dos bloqueios de condução é a preservação das regiões do nó sinusal, do nó atrioventricular e de seu suprimento sanguíneo durante as operações cardiovasculares.

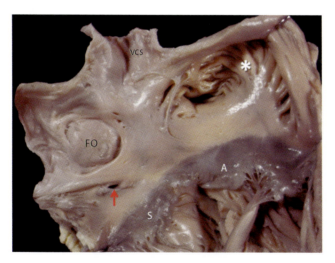

**Figura 2.2.** *Superfície do septo atrial vista pelo átrio direito. Nota-se a fossa oval (FO), a veia cava superior (VCS) e o orifício de abertura do seio coronário (seta). Internamente, a aurícula direita exibe trabeculação extensa com feixes paralelos (asterisco). Notam-se ainda as cúspides septal (S) e anterossuperior (A) da valva tricúspide. Fonte: arquivo do autor.*

## Átrio Esquerdo

O átrio esquerdo é a câmara cardíaca onde normalmente desembocam as quatro veias pulmonares. Em sua superfície septal, podemos encontrar o remanescente da válvula da fossa oval. O apêndice atrial esquerdo, quando comparado com o direito, apresenta forma mais alongada e bordas chanfradas, além de uma base com um colo bem definido que o separa do componente venoso atrial. Ele é a única estrutura trabeculada dessa câmara, sendo o restante da superfície interna atrial lisa e com o endocárdio mais espessado. Não há crista terminal.

O seio venoso coronário corre atrás do átrio esquerdo, no sulco atrioventricular posterior. Por vezes, é possível identificar na superfície epicárdica da parede posterior do átrio uma prega que é o remanescente da veia cava superior esquerda do período embrionário, conhecida como ligamento de Marshall.

## Ventrículo Direito

A morfologia dos ventrículos pode ser dividida em três porções anatomicamente distintas: via de entrada, porção trabecular e via de saída. A via de entrada do ventrículo direito compreende a junção atrioventricular direita, a qual é guarnecida pelo aparelho valvar tricúspide. Na porção trabecular, encontra-se o padrão trabecular grosseiro típico do ventrículo direito. Além disso, no seu interior observam-se as trabéculas cárneas, feixes irregulares de miocárdio que se salientam na superfície interna do ventrículo.

No limite entre a porção trabecular e a via de saída, medialmente e à esquerda, nota-se uma grande banda muscular, a trabécula septomarginal. Essa apresenta-se em forma de Y, com um corpo e dois braços. Entre os dois "braços" da trabécula septomarginal insere-se a crista supraventricular, constituída pela prega ventriculoinfundibular, situada na parede livre, e medialmente pelo septo infundibular. A crista supraventricular e a trabécula septomarginal separam a via de entrada da via de saída, afastando a valva tricúspide da valva pulmonar.

Na extremidade apical da trabécula septomarginal identificamos uma banda muscular que une a parede livre à superfície do septo ventricular, junto também à base do músculo papilar anterior. Essa estrutura, denominada banda moderadora, é largamente utilizada na ecocardiografia como referência anatômica do ventrículo direito (Figura 2.3).

A via de saída consiste em uma estrutura muscular circunferencial, o infundíbulo, o qual suporta o tronco e a valva pulmonar. A porção mais distal do infundíbulo subpulmonar, incluindo sua parede posterior, não constituem uma parte do septo ventricular, relacionando-se com tecidos extracardíacos (Figura 2.4).

- O ventrículo direito tem aspecto trabeculado grosseiro que o difere do ventrículo esquerdo.
- No ventrículo identificamos uma banda muscular que une a parede livre à superfície do septo ventricular, chamada banda moderadora. Essa estrutura define anatomicamente o ventrículo direito.

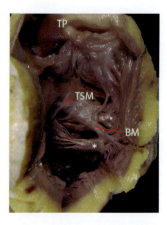

**Figura 2.3.** *Detalhe da via de saída do ventrículo direito mostrando a trabécula septomarginal (TSM) com seus braços anterior e posterior e na sua base a banda moderadora (BM) que se junta ao músculo papilar anterior da valva tricúspide (asterisco). A seta mostra o músculo papilar do cone ou músculo de Lancisi. TP: tronco pulmonar. Fonte: arquivo do autor.*

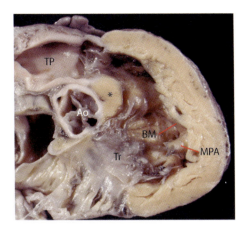

**Figura 2.4.** Corte longitudinal do ventrículo direito em coração de neonato, mostrando a superfície do septo ventricular na via de entrada e via de saída. O tronco pulmonar (TP) está seccionado longitudinalmente e a aorta (Ao) aparece em corte transversal, posteriormente à crista supraventricular (asterisco). MPA: músculo papilar anterior da valva tricúspide; BM: banda moderadora. Fonte: arquivo do autor.

## Ventrículo Esquerdo

O ventrículo esquerdo tem formato grosseiramente cônico e é dividido em três porções de maneira semelhante ao ventrículo direito: via de entrada, porção trabecular apical e via de saída. A via de entrada é constituída pelo aparelho valvar mitral. As trabeculações miocárdicas do ventrículo esquerdo são finas e delicadas, sendo mais concentradas no ápice. A superfície esquerda do septo ventricular apresenta uma região trabeculada e outra lisa, sendo esta relacionada à via de saída.

A via de saída sustenta a valva aórtica, a qual apresenta três válvulas semilunares. Entre a metade medial da cúspide anterior da mitral e as válvulas coronariana esquerda e não coronariana da valva aórtica encontra-se a região de continuidade mitroaórtica. Desse modo, de maneira simplificada, as vias de entrada e de saída estão separadas pela cúspide anterior da valva mitral. Portanto, o denominado trato de saída do ventrículo esquerdo é definido como a região abaixo da valva aórtica delimitada pela cúspide anterior da valva mitral e a porção de saída do septo ventricular (Figura 2.5).

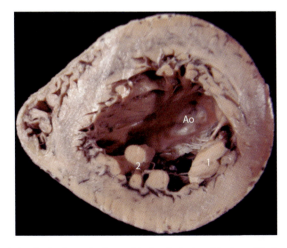

**Figura 2.5.** Corte transversal através do eixo curto dos ventrículos. A via de saída do ventrículo esquerdo é formada em parte pela cúspide mitral anterior e em parte pelo septo ventricular. Ao fundo vê-se a valva aórtica (Ao). Notam-se ainda os dois grupos de músculos papilares da mitral (1. anterolateral e 2. posteromedial). Fonte: arquivo do autor.

## Septos Cardíacos

O septo interatrial já foi descrito anteriormente, sendo formado basicamente pela fossa oval e sua membrana.

Com relação ao septo interventricular, esse é predominantemente muscular e pode ser dividido, da mesma maneira que os ventrículos, em porção de entrada, trabecular e de saída.

Por causa da diferença do nível de implantação septal da valva tricúspide, mais apical em relação ao nível da valva mitral, existe uma região do septo cardíaco que separa o átrio direito do ventrículo esquerdo: é o chamado septo atrioventricular. Esse possui uma porção muscular posteroinferior e uma porção membranosa anterossuperior.

Anteriormente encontra-se o septo membranoso, sendo esse dividido em duas partes pela inserção do folheto septal da tricúspide. Por isso, apresenta um componente interventricular e outro atrioventricular, entre o átrio direito e a via de saída do ventrículo esquerdo (Figura 2.6). O septo membranoso relaciona-se do lado esquerdo com a valva aórtica, mais precisamente entre as válvulas coronariana direita e não coronariana, e do lado direito junto à comissura entre as cúspides septal e anterior da valva tricúspide (Figura 2.7).

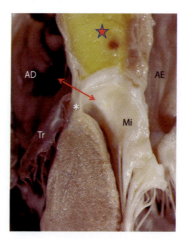

**Figura 2.6.** Corte longitudinal do septo cardíaco na transição atrioventricular mostrando a cúspide septal da valva tricúspide (Tr) inserindo-se em plano mais apical do que a valva mitral (Mi), definindo uma porção atrioventricular (seta dupla) e uma interventricular (asterisco) do septo membranoso. A estrela mostra o tecido adiposo do sulco interatrial. AD: átrio direito; AE: átrio esquerdo. Fonte: arquivo do autor.

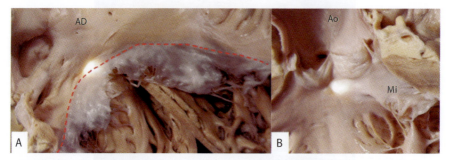

**Figura 2.7.** Aspectos do septo membranoso visto pela transição atrioventricular direita (painel a) e pela via de saída do ventrículo esquerdo (painel b). O septo membranoso foi transiluminado. No painel (a) nota-se linha tracejada que marca o anel da valva tricúspide, separando a porção atrioventricular e a interventricular. Quando observado pela via de saída do ventrículo esquerdo, o septo membranoso se relaciona na sua totalidade com a valva aórtica, adjacente à transição entre as válvulas semilunares não coronariana e coronariana esquerda. AD: átrio direito; Ao: aorta; Mi: valva mitral. Fonte: arquivo do autor.

# Esqueleto Fibroso do Coração

O esqueleto fibroso do coração é formado pelos anéis das valvas mitral e tricúspide e pelos trígonos fibrosos direito e esquerdo. O núcleo dessa estrutura é o corpo fibroso central, região onde penetra o feixe de condução, sendo formado pelo trígono direito e o septo membranoso. O trígono esquerdo relaciona-se com a área de continuidade fibrosa mitroaórtica. A principal função do esqueleto fibroso é sustentar as valvas atrioventriculares e ancorá-las à massa ventricular.

# Valvas Cardíacas

Devido às semelhanças morfológicas e funcionais, as valvas cardíacas são divididas em dois grupos: valvas atrioventriculares (mitral e tricúspide) e valvas semilunares (aórtica e pulmonar).

## Valva mitral

A valva mitral ou atrioventricular esquerda é bicúspide, apresentando um folheto ou cúspide anterior, também chamada de aórtica, e outra posterior, também denominada mural. A cúspide anterior possui formato triangular e sua base ocupa cerca de um terço do anel valvar. Ela encontra-se em continuidade fibrosa com a valva aórtica, na região logo abaixo da metade da válvula coronariana esquerda e da metade da válvula não coronariana da valva aórtica, tendo nas extremidades os trígonos fibrosos direito e esquerdo.

A cúspide posterior ou mural da valva mitral é mais estreita e sua base ocupa dois terços do anel valvar. A maioria das cordas tendíneas insere-se em dois grupos de músculos papilares do ventrículo esquerdo: o anterolateral e o posteromedial (Figura 2.8). Cada cúspide recebe cordas tendíneas de ambos os músculos papilares e não há inserção de cordas no septo ventricular. A oclusão valvar não se dá entre as bordas livres das cúspides, porém em uma linha situada a alguns milímetros da borda.

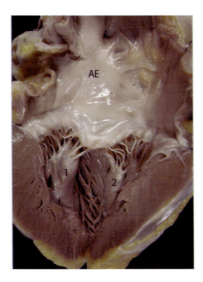

**Figura 2.8.** *Câmaras cardíacas esquerdas abertas, com átrio esquerdo (AE) exibindo superfície endocárdica lisa. A valva mitral tem dois grupos de músculos papilares, o anterolateral (1) e o posteromedial (2). Observa-se ainda o padrão de trabeculação fina do miocárdio ventricular esquerdo, principalmente em seu ápice. Fonte: arquivo do autor.*

## Valva tricúspide

A valva tricúspide ou atrioventricular direita possui três folhetos ou cúspides: anterior, posteroinferior e septal. Suas cordas tendíneas também se inserem em músculos papilares, contudo também podem apresentar inserções diretas na superfície do septo, achado que ajuda na caracterização da valva como tricúspide e do ventrículo como morfologicamente direito.

De maneira constante, observa-se o músculo papilar anterior, enquanto os posteriores e o músculo papilar medial (músculo de Lancisi ou de Luschka) são variáveis. Nesse último, inserem-se as cordas da comissura anterosseptal.

A cúspide posteroinferior é a menor. Já a cúspide septal é um pouco maior e relaciona-se com as porções membranosa e muscular do septo ventricular. Por isso, essa cúspide, assim como sua comissura anterosseptal, está próxima do sistema de condução atrioventricular.

Da mesma maneira como na valva mitral, a linha de fechamento ou oclusão não coincide com a borda livre das cúspides.

- As valvas tricúspide e mitral não se inserem no mesmo plano no septo ventricular (detalhe bem visualizado no plano apical 4 câmaras).
- A valva tricúspide tem sua inserção mais apical no septo ventricular, e essa característica também serve como marco anatômico para diferenciar o ventrículo direito do esquerdo.

## Valva aórtica

A valva aórtica é constituída geralmente por três válvulas semilunares, as quais são denominadas conforme sua relação com os óstios coronarianos. Dessa maneira, temos as válvulas coronariana esquerda, coronariana direita e não coronariana. Em até 1 a 2% da população, encontra-se uma valva aórtica bivalvulada. No ponto médio da borda livre de cada válvula nota-se um espessamento nodular fibroso conhecido como nódulo de Arâncio.

Assim como acontece com as valvas atrioventriculares, a borda livre de cada válvula semilunar não coincide com a linha de fechamento ou de oclusão valvar. Esta situa-se a alguns milímetros da borda livre, delimitando áreas ovaladas que são delgadas e recebem o nome de lúnulas.

Cada válvula semilunar delimita um espaço entre o folheto e a parede da aorta, conhecido como seio de Valsalva. Cada seio aórtico também é denominado de acordo com sua relação com os óstios coronarianos. Visto que a inserção das válvulas se faz em linhas semilunares, a valva aórtica não possui um anel verdadeiro. Entre os pontos onde duas válvulas semilunares adjacentes encontram-se em sua inserção na parede aórtica define-se uma linha imaginária, a junção sinotubular, com menor diâmetro em relação à raiz no nível dos seios de Valsalva.

Além disso, a valva aórtica está em continuidade fibrosa com a cúspide anterior da mitral e o septo membranoso. Como dito anteriormente, a área de continuidade fibrosa mitroaórtica encontra-se abaixo e ao longo da região entre as válvulas coronariana esquerda e não coronariana (Figura 2.9). Observa-se o feixe de condução penetrando o septo membranoso logo abaixo da comissura entre os folhetos não coronariano e coronariano direito.

## Valva pulmonar

A valva pulmonar apresenta constituição semelhante à da valva aórtica. Geralmente apresenta três válvulas semilunares e também não possui um anel valvar verdadeiro, em virtude da característica

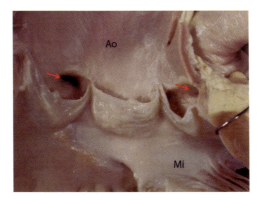

**Figura 2.9.** Valva aórtica e via de saída do ventrículo esquerdo. As válvulas mostram inserção semilunar e não existe um anel verdadeiro. Entre as válvulas semilunares coronariana direita e a não coronariana nota-se continuidade fibrosa com a cúspide anterior da valva mitral (Mi). As setas mostram os óstios coronarianos situados na linha da junção sinutubular, ligeiramente excêntricos em relação ao seio de Valsalva. Ao: aorta ascendente. Fonte: arquivo do autor.

semilunar de suas linhas de inserção. Suas válvulas são denominadas de acordo com sua distribuição espacial: anterior, direita e esquerda.

A valva pulmonar apoia-se diretamente no infundíbulo muscular livre do ventrículo direito e não possui relação direta com o septo ventricular ou com qualquer outra valva cardíaca.

- A valva aórtica está em continuidade fibrosa com a valva mitral.
- A valva pulmonar não possui relação direta com a valva tricúspide.

## Grandes Artérias do Coração

A aorta surge da base do coração e normalmente origina as artérias sistêmicas e coronárias. Ocupa uma posição central na base cardíaca e situa-se à direita do tronco pulmonar, orientando-se obliquamente para a direita em sua porção ascendente. Seu segmento inicial relaciona-se anteriormente com o tronco pulmonar e o átrio direito. Identifica-se a aorta quando é estabelecido que dela surgem as artérias braquiocefálicas, as quais nunca originam-se da artéria pulmonar.

O arco aórtico inicia-se junto à origem do primeiro ramo supra-aórtico, o tronco braquiocefálico, curvando-se posteriormente em seu trajeto, passando sobre o brônquio principal esquerdo e posicionando-se à esquerda da coluna vertebral em sua porção descendente. Também dele emergem as artérias carótida esquerda e subclávia esquerda. A região do istmo aórtico localiza-se logo após a origem da artéria subclávia esquerda, sendo reconhecido como o segmento situado entre essa artéria e o ligamento arterial, remanescente do canal arterial, o qual quando persistente, conecta o arco aórtico com o segmento proximal da artéria pulmonar esquerda.

O tronco pulmonar normalmente origina o sistema arterial pulmonar e dele nunca emergem, como dito anteriormente, os ramos braquiocefálicos (Figura 2.10).

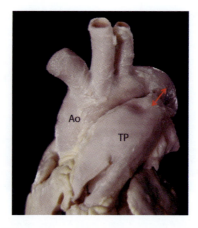

**Figura 2.10.** *Detalhe das grandes artérias em sua emergência na base do coração. Nota-se que a aorta ascendente (Ao) e o tronco pulmonar (TP) têm curso inicial espiralado, com a aorta originando-se posteriormente e à direita. A seta dupla marca o local do canal arterial, que comunica a concavidade do arco aórtico com o tronco pulmonar distal, junto à bifurcação. Notam-se ainda as três artérias do arco aórtico. Fonte: arquivo do autor.*

## Sistema de Condução Cardíaco

O sistema de condução consiste em células musculares especializadas capazes de gerar e conduzir impulsos elétricos. O nó sinusal, também conhecido como o marca-passo cardíaco, está localizado no subepicárdio na face anterolateral do átrio direito, junto à desembocadura da veia cava superior, sendo irrigado pela artéria do nó sinusal, ramo da coronária direita em cerca de 55 a 65% dos casos.

O estímulo elétrico é transmitido do nó sinusal até a transição atrioventricular preferencialmente por feixes paralelos de fibras miocárdicas contráteis. Quando o estímulo alcança a transição atrioventricular direita, o nó atrioventricular, situado no vértice do triângulo de Koch, provoca um retardo na condução elétrica, permitindo que a sístole ventricular ocorra posteriormente à sístole atrial.

O nó atrioventricular possui um formato de semilua e continua-se como feixe de His no corpo fibroso central, passando então para os ventrículos. O feixe alcança o septo membranoso logo abaixo da comissura entre os folhetos septal e anterior da valva tricúspide. Após percorrer o septo membranoso e o lado esquerdo da crista do septo ventricular muscular, o feixe origina o ramo esquerdo. Em seguida origina o ramo direito, o qual percorre a superfície septal direita, passando pela base do músculo papilar medial da tricúspide e pela margem inferior da trabécula septomarginal.

Perifericamente, os ramos dão origem às fibras de Purkinje, as quais estimulam diretamente o miocárdio contrátil da região apical dos ventrículos.

## Artérias e Veias Coronárias

As artérias coronárias são os primeiros ramos emergentes da aorta. Originam-se dos seios de Valsalva, logo acima do plano valvar aórtico, sendo que suas porções iniciais correm no sulco atrioventricular. Na maioria dos casos, os óstios coronarianos situam-se no centro do seio aórtico correspondente, a meio caminho entre as comissuras. Entretanto, em situações excepcionais, os óstios podem apresentar-se em locais diferentes, excêntricos ou acima do seio de Valsalva.

A artéria coronária direita origina-se do seio aórtico direito e percorre o sulco atrioventricular direito. Seus primeiros ramos são denominados ramos conais ou infundibulares. Porém, observa-se muitas vezes a artéria do cone saindo diretamente da aorta. Em cerca de 70% dos casos, a artéria coronária direita é dominante, ou seja, origina a artéria descendente posterior na região da *crux cordis* (interseção entre os sulcos atrioventricular e interventricular posterior), origina a artéria do nó atrioventricular e irriga parte da parede posterior do ventrículo esquerdo. Seguindo seu trajeto, a coronária direita situa-se anteriormente ao anel tricúspide e atinge a margem aguda do coração, emitindo nessa região os ramos marginais responsáveis pela irrigação da parede posterior do ventrículo direito. Após ultrapassar a margem direita, dirige-se ao sulco interventricular posterior, podendo alcançar a parede posterior do ventrículo esquerdo, a depender do padrão de dominância.

A artéria coronária esquerda irriga a parede anterolateral do ventrículo esquerdo e a maior parte do septo interventricular. Origina-se do seio coronariano esquerdo, podendo apresentar um tronco bi ou trifurcado. Sua porção inicial percorre trajeto por trás do tronco pulmonar, para em seguida direcionar-se anteriormente e emitir o ramo interventricular anterior (descendente anterior) e o ramo circunflexo. A artéria descendente anterior percorre o sulco interventricular anterior e dirige-se ao ápice do ventrículo esquerdo. Nesse trajeto, origina os ramos septais e os ramos diagonais, esses com sentido oblíquo e em direção à parede lateral. Em alguns casos, o tronco da coronária esquerda sofre uma trifurcação, originando um terceiro ramo denominado frequentemente de *diagonalis*.

O ramo circunflexo é encontrado no sulco atrioventricular esquerdo, próximo à base da aurícula esquerda e paralelamente à veia cardíaca magna. Nesse trajeto, emite os ramos marginais, os quais irrigam a margem obtusa do coração (Figura 2.11). Nos casos de padrão de dominância esquerda, o que ocorre em cerca de 16% dos casos, a artéria circunflexa origina o ramo ventricular esquerdo na região da *crux cordis*, ocupando o sulco interventricular posterior. Quando a artéria coronária direita irriga a porção posterior do septo e a artéria coronária esquerda nutri toda a parede posterior do ventrículo esquerdo, denominamos padrão balanceado, o que ocorre em 12% dos casos aproximadamente.

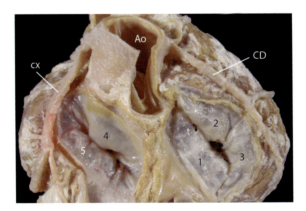

**Figura 2.11.** Base do coração de onde foram retirados os átrios, mostrando a face atrial das valvas atrioventriculares com suas cúspides: 1. septal da tricúspide; 2. anterossuperior da tricúspide; 3. lateral da tricúspide; 4. anterior da mitral; 5. mural ou posterior da mitral. Notam-se ainda as artérias coronárias em seu trajeto no sulco atrioventricular. CD: coronária direita; Cx: ramo circunflexo da coronária esquerda; Ao: aorta ascendente. Fonte: arquivo do autor.

As veias coronárias seguem seu trajeto paralelo aos ramos arteriais. Os grupos de veias cardíacas desembocam no seio coronário ou diretamente nas câmaras cardíacas através das chamadas veias de Tebésio. A veia cardíaca magna acompanha o trajeto do ramo interventricular anterior da artéria coronária esquerda, para em seguida situar-se ao longo do sulco atrioventricular esquerdo, recebendo vários ramos da margem obtusa do coração, formando dessa maneira a veia coronária esquerda. Em sua porção final, sofre uma dilatação constituindo o seio coronário, o qual percorre a parede posterior do átrio esquerdo junto ao sulco atrioventricular até desembocar no átrio direito. Além da veia cardíaca magna, o seio coronário recebe a veia cardíaca média ou interventricular posterior e a veia cardíaca menor, posicionada na margem direita do coração.

O grupo venoso das veias cardíacas anteriores, responsáveis pela drenagem da parede antero-lateral e posterior do ventrículo direito, desembocam diretamente no átrio, assim como também as veias mínimas, que se originam nas paredes do coração.

## Leitura Sugerida

1. Aiello VD, Xavier Neto J, Organista MF, Rochitte CE, Lemos PA. Anatomia funcional do coração. In: Fuster V, Kalil Filho R, Piva de Albuquerque C. Medicina cardiovascular: reduzindo o impacto das doenças. Vol. 1. Rio de Janeiro: Atheneu, 2016. p. 43-63.
2. Anderson RH, Loukas M. The importance of attitudinally appropriate description of cardiac anatomy. Clinical Anatomy. 2009;22:47-51.
3. Barker TA, Wilson IC. Surgical anatomy of the mitral and tricuspid valve. In: Bonser RS, Pagano D, Haverich Axel (Eds.) Mitral valve surgery. Springer-Verlag London Limited, 2011. p. 3-19.
4. Castelli JB, Morhy SS, Aiello VD. O Coração normal e o método de análise segmentar sequencial. In: Croti UA, Mattos SS, Pinto Jr. VC, Aiello VD, Moreira VM. Cardiologia e cirurgia cardiovascular pediátrica. 2ª ed. São Paulo: Roca, 2012. p. 7-26.
5. Cook AC, Anderson RH. Attitudinally correct nomenclature. Heart. 2002; 87:503-6.
6. Ho SY, Ernst S. General anatomy of the heart. In: Ho SY, Ernst S, editors. Anatomy for cardiac eletrophysiologists: a practical handbook. Minneapolis (MN): Cardiotext, 2012. p. 5-25.
7. Jatene FB, Monteiro R. Anatomia das artérias coronárias. In: Stolf NAG, Jatene AD. Tratamento cirúrgico da insuficiência coronária. São Paulo: Atheneu,1998. p. 17-23.
8. Kouchoukos NT, Blackstone EH, Hanley FL, Kirklin JK. Anatomy, dimensions, and terminology. In: Kouchoukos NT, Blackstone EH, Hanley FL, Kirklin JK. Kirklin/Barratt-Boyes Cardiac Surgery. 4th ed. Philadelphia, PA: Elsevier Saunders, 2013. p. 1-66.
9. Mill MR, Anderson RH, Cohn LH. Surgical anatomy of the heart. In: Cohn LH. Cardiac surgery in the adult. 4th ed. New York: McGraw-Hill, 2011. p. 21-41.
10. Von Lüdinghausen M. Clinical anatomy of cardiac veins, Vv. cardiacae. Surg Radiol Anat. 1987;9:159-68.

# Capítulo 3

# Obtenção de Imagens Ecocardiográficas

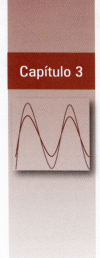

Alessandro Cavalcanti Lianza
Samira Saady Morhy

## Introdução

O ecocardiograma é uma ferramenta muito útil para avaliação de pacientes com instabilidade hemodinâmica, avaliando a função ventricular, a volemia e a presença de tamponamento, sendo capaz também de auxiliar na identificação da fisiopatologia e na classificação do choque em distributivo, hipovolêmico, obstrutivo ou cardiogênico, podendo mudar a terapêutica em paciente críticos em até 60%, de acordo com alguns estudos.

O treinamento de pediatras, com especialização em terapia intensiva, emergência e/ou neonatologia, na realização do ecocardiograma funcional ou hemodinâmico, direcionado para as questões acima mencionadas, já é uma realidade nos principais centros de ensino.

Contudo, para a utilização desse método, devemos considerar alguns aspectos:
- Por se tratar de um exame bidimensional, faz-se necessária a visualização das estruturas cardíacas através de vários cortes ou planos ecocardiográficos.
- É importante manter uma sequência para realização do exame, de modo que todas as estruturas necessárias sejam identificadas e avaliadas.
- O ecocardiograma é um método complementar, e como tal, deve ser sempre somado a avaliação clínica do paciente.

## Exame Ecocardiográfico Normal

Para a visibilização do coração são utilizados três planos básicos ortogonais, que são determinados pelo eixo do coração (principalmente do ventrículo esquerdo), e não outra referência anatômica, como eixo corporal (Figura 3.1):
- Plano eixo longo (longitudinal): paralelo ao maior eixo do ventrículo esquerdo.
- Plano eixo curto (transversal): perpendicular ao maior eixo do ventrículo esquerdo.
- Plano sagital: perpendicular tanto ao eixo longo quanto ao eixo-curto do ventrículo esquerdo, é um plano coronal através do ápice cardíaco.

Por causa das limitações de obtenção de imagens ecocardiográficas causadas pelo ar dos pulmões e estruturas ósseas, para a aquisição das imagens são utilizadas quatro áreas para o posicionamento do transdutor, chamadas de "janelas ecocardiográficas" (Figura 3.2), listadas a seguir:
- Paraesternal esquerda: região próxima ao esterno, entre o segundo ao quinto espaço intercostal, depedendo do porte físico do paciente.

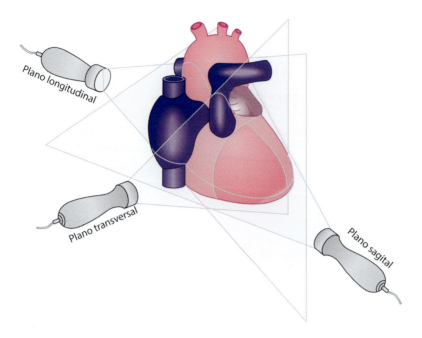

**Figura 3.1.** *Desenho esquemático dos três planos cardíacos básicos.*

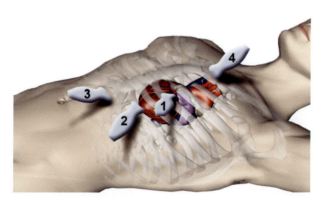

**Figura 3.2.** *Desenho esquemático das janelas ecocardiográficas utilizadas para posicionamento do transdutor. 1: paraesternal; 2: apical; 3: subcostal; 4: supraesternal.*

- Apical: região do ápice cardíaco.
- Subcostal: região do abdome superior.
- Supraesternal: que não é utilizada na realização do ecocardiograma funcional.

A sequência para aquisição das imagens mais utilizada no ecocardiograma funcional e sugerida pela nossa equipe é:

- Plano paraesternal eixo longo (longitudinal).
- Plano paraesternal eixo curto dos ventrículos (transversal).

- Plano apical 4 câmaras.
- Plano apical 5 câmaras.
- Plano subcostal 4 câmaras.
- Plano subcostal da veia cava inferior.

Planos adicionais, que não são utilizados rotineiramente na prática de emergência/urgência, porém são úteis para o neonatologista:
- Plano paraesternal eixo curto transversal (da via de saída do ventrículo direito).
- Plano do canal arterial.

- Os planos fundamentais para o exame de ecocardiograma funcional são o paraesternal (longo e curto), apical (4 e 5 câmaras) e subcostal (4 câmaras e veia cava inferior).
- Devemos realizar o exame de forma sequencial para facilitar a sistematização da avaliação: paraesternal → apical → subcostal.

A seguir, descreveremos os planos ecocardiográficos relevantes para o exame de ecocardiograma funcional, enfatizando como captar e como interpretar cada imagem.

## A) Plano paraesternal eixo longo (longitudinal) (Figura 3.3)

### Aquisição
- Verificar se o marcador da imagem (um símbolo localizado em cima da pirâmide da imagem) está à direita da tela. Isso é importante, pois em alguns aparelhos utilizados tanto para ecocardiografia quanto para ultrassonografia, essa marca pode estar à esquerda. Essa marcação à direita é padronizada no exame de ecocardiograma de emergência e será indicada para todos os planos ecocardiográficos (Figura 3.3D – seta branca).
- Colocar o transdutor entre o 2-5º espaço intercostal esquerdo; junto ao esterno (Figura 3.3A).
- Posicionar o marcador do transdutor (estrutura mais elevada ou luminosa na lateral do transdutor) voltado para o ombro direito do paciente (Figura 3.3A – seta vermelha).
- Útil para avaliação do tamanho das cavidades cardíacas, função ventricular, pesquisa de derrame pericárdico, e obtenção dos diâmetros do ventrículo esquerdo, utilizados para estimativa do débito cardíaco e fração de ejeção.

## Estruturas avaliadas
- Átrio esquerdo, aorta torácica, valva mitral, ventrículo esquerdo, valva aórtica, ventrículo direito, septo interventricular e pericárdio (Figura 3.3D).

## No plano paraesternal longitudinal devemos observar os seguintes aspectos
- A aorta torácica está sempre junto ao átrio esquerdo, caso não haja derrame pericárdico (Figura 3.3D).
- Em condições normais, o ventrículo direito é menor que o esquerdo.
- Durante a sístole, observa-se redução da cavidade ventricular e espessamento das paredes.
- Em caso de dilatação do ventrículo direito, o septo interventricular estará abaulado para o ventrículo esquerdo e pode haver movimentação paradoxal do mesmo (septo interventricular abaulando para o ventrículo direito durante a sístole, ao invés de direcionar-se para o ventrículo esquerdo como na situação habitual).

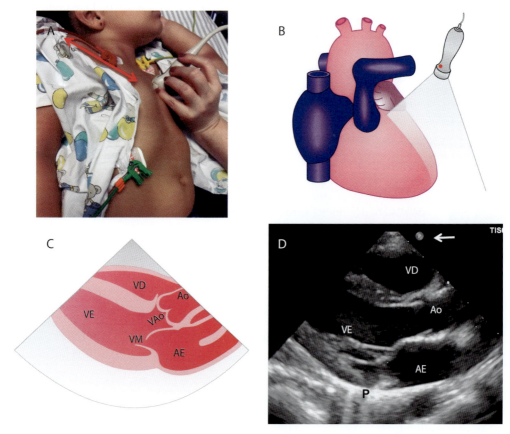

**Figura 3.3.** *A: Aquisição de imagem do plano paraesternal eixo-longo. B: Desenho esquemático da direção do feixe de ultrassom. C: Desenho esquemático com as estruturas cardíacas analisadas nesse plano. D: Imagem ecocardiográfica correspondente. AE: átrio esquerdo; AO: aorta; P: pericárdio; VD: ventrículo direito; VE: ventrículo esquerdo; seta branca: marca na tela na posição superior e direita; seta vermelha: posicionamento da marca do transdutor. Fonte: arquivo do autor.*

## B) Plano paraesternal eixo curto (transversal) dos ventrículos (Figuras 3.4 e 3.5)

### Aquisição
- Transdutor no 2-5º espaço intercostal, junto à borda esternal esquerda (semelhante ao paraesternal eixo-longo) (Figura 3.4A).
- Obtido com rotação do indicador do transdutor, em sentido horário, a partir do ombro direito (paraesternal longo) para o ombro esquerdo do paciente, direcionando o feixe de ultrassom para baixo, em direção ao coração (Figura 3.4A – seta vermelha).
- Útil para avaliação de função ventricular, pesquisa de derrame pericárdico e tamanho do ventrículo direito.

### Estruturas avaliadas
- Sequência das estruturas visibilizadas de baixo para cima da tela: ventrículo esquerdo, septo interventricular, ventrículo direito e pericárdio, circundando os ventrículos.

No plano paraesternal eixo curto dos ventrículos, podemos visibilizar todo o ventrículo esquerdo, desde sua base (ao nível da valva mitral) até seu ápice, utilizando movimento de posteriorização (direcionamento do feixe para baixo em direção ao diafragma) (Figura 3.5). A medida dos diâmetros sistólico e diastólico nesse plano deve ser realizada posicionando a linha do modo M entre os dois músculos papilares (Figuras 3.4D e 3.5C).

Assim, os seguintes aspectos são observados nesse plano:
- O ventrículo direito está sempre "em cima" do ventrículo esquerdo.
- Assim como no corte paraesternal longitudinal, o ventrículo direito é menor que o esquerdo.
- O septo interventricular está levemente voltado para o ventrículo direito, o que o torna semelhante a um "U" invertido.

- Os planos paraesternais longo e curto são utilizados para medida de fração de ejeção do ventrículo esquerdo.

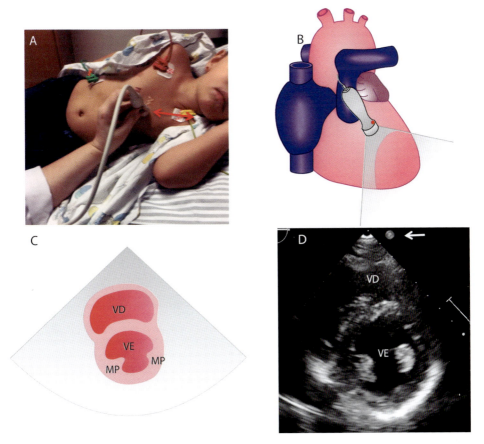

**Figura 3.4.** *A: Aquisição de imagem do plano paraesternal eixo-curto. B: Desenho esquemático da direção do feixe de ultrassom. C: Desenho esquemático com as estruturas cardíacas analisadas nesse plano. D: Imagem ecocardiográfica correspondente. MP: músculo papilar; VD: ventrículo direito; VE: ventrículo esquerdo; seta branca: marca na tela na posição superior e direita; seta vermelha: posicionamento da marca do transdutor. Fonte: arquivo do autor.*

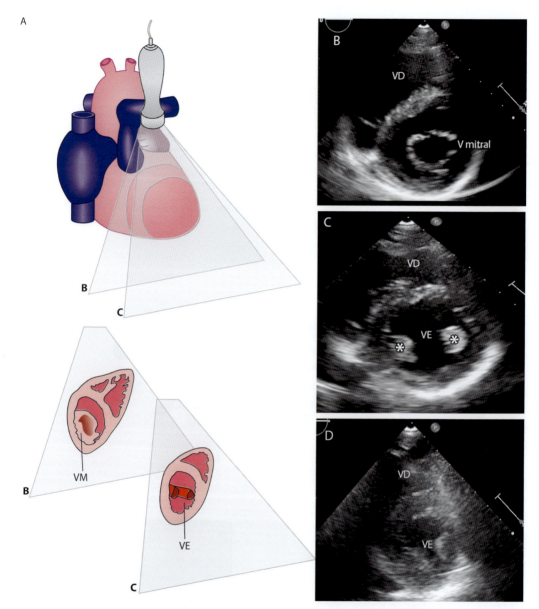

**Figura 3.5.** *A: Desenho esquemático da movimentação do transdutor em direção ao ápice do coração para aquisição dos diversos planos transversais do ventrículo esquerdo (VE). B: Imagem ecocardiográfica no plano da valva mitral (VM). C: Imagem ecocardiográfica no plano dos músculos papilares (\*); D: Imagem ecocardiográfica no plano do ápice do ventrículo esquerdo. VD: ventrículo direito. Fonte: arquivo do autor.*

## C) Plano apical 4 câmaras

### Aquisição

- Transdutor abaixo do mamilo esquerdo, no *ictus* do paciente. (Figura 3.6A)
- Marcador do transdutor para a esquerda do paciente (voltado para o seu polegar ou em direção à maca).

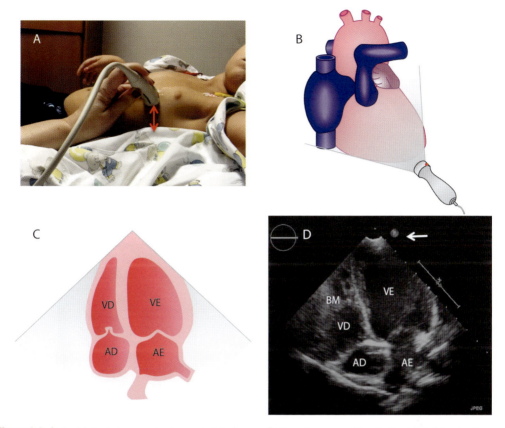

**Figura 3.6.** A: Aquisição de imagem do plano apical 4-câmaras. B: Desenho esquemático da direção do feixe de ultrassom. C: Desenho esquemático com as estruturas cardíacas analisadas nesse plano. D: Imagem ecocardiográfica correspondente. AD: átrio direito; AE: átrio esquerdo; BM: banda moderadora; VD: ventrículo direito; VE: ventrículo esquerdo; seta branca: marca na tela na posição superior e direita; seta vermelha: posicionamento da marca do transdutor. Fonte: arquivo do autor.

No plano apical 4 câmaras, devemos avaliar as seguintes estruturas:
- À esquerda da tela, de baixo para cima: átrio esquerdo, valva mitral, ventrículo esquerdo.
- À direita da tela, de baixo para cima: átrio direito, valva tricúspide, ventrículo direito.
- Pericárdio.
- Observar ainda, contratilidade miocárdica e relação entre os ventrículos, lembrando que o ventrículo direito é menor que o esquerdo, assim como nos outros planos. Permite identificar refluxo tricúspide e estimar pressão sistólica de artéria pulmonar.

• *Particularidades*
- Valva mitral localizada mais próximo ao átrio esquerdo e valva tricúspide mais próxima ao ápice do coração.
- A valva tricúspide está sempre conectada ao ventrículo direito, assim como a valva mitral ao ventrículo esquerdo. Isso é importante em algumas cardiopatias congênitas com inversão ventricular, onde o ventrículo direito estará à esquerda.
- A banda moderadora está presente apenas no ventrículo direito (não há no ventrículo esquerdo).
- Pericárdio deve estar em contato direto com o coração, caso não esteja, há derrame pericárdico.

## D) Plano apical 5 câmaras (Figura 3.7)

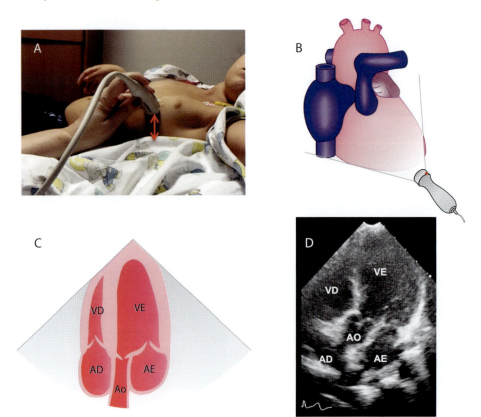

**Figura 3.7.** *A: Aquisição de imagem do plano apical 5-câmaras. B: Desenho esquemático da direção do feixe de ultrassom. C: Desenho esquemático com as estruturas cardíacas analisadas nesse plano. D: Imagem ecocardiográfica correspondente. AD: átrio direito; AE: átrio esquerdo; AO: aorta; VD: ventrículo direito; VE: ventrículo esquerdo; seta vermelha: posicionamento da marca do transdutor. Fonte: arquivo do autor.*

### Aquisição
- Obtido a partir do apical 4 câmaras com leve anteriorização do feixe de ultrassom (direcionamento do transdutor para a cabeça do paciente). (Figura 3.7)
- Pode ser necessária uma leve rotação do transdutor, posicionando o seu marcador para a maca.

### Estruturas avaliadas
- As mesmas do apical 4 câmaras com inclusão da via de saída do ventrículo esquerdo e valva aórtica.
- Septo interventricular.
- Pericárdio.

• *Particularidades*
- Plano utilizado para avaliação do fluxo na via de saída do VE ao Doppler, para cálculo de débito cardíaco.

- O plano apical é fundamental para comparação de tamanho entre ventrículo direito e esquerdo, identificação de sobrecarga de VD e identificação de refluxo tricúspide para estimativa da pressão sistólica de artéria pulmonar.

## E) Plano subcostal 4 câmaras (Figura 3.8)

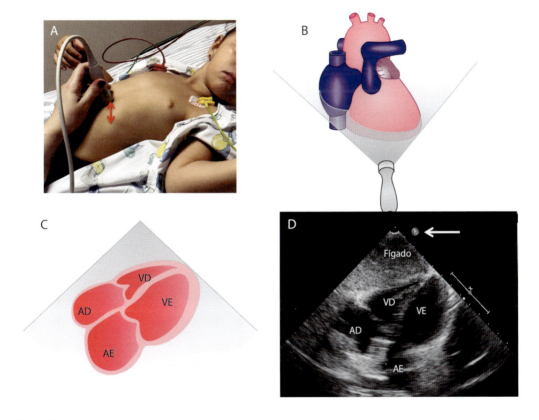

**Figura 3.8.** *A: Aquisição de imagem do plano subcostal 4-câmaras. B: Desenho esquemático da direção do feixe de ultrassom. C: Peça anatômica com as estruturas cardíacas analisadas nesse plano. D: Imagem ecocardiográfica correspondente. AD: átrio direito; AE: átrio esquerdo; VD: ventrículo direito; VE: ventrículo esquerdo; seta branca: marca na tela na posição superior e direita; seta vermelha: posicionamento da marca do transdutor. Fonte: arquivo do autor.*

### Aquisição
- Plano subcostal localiza-se abaixo do apêndice xifoide. (Figura 3.8A)
- Transdutor com marcador voltado para esquerda e com leve anteriorização (direcionamento do transdutor para a cabeça do paciente).
- Pode ser mais difícil de ser obtido em crianças maiores, obesas ou adolescentes com musculatura da parede abdominal desenvolvida.

Estruturas avaliadas
- Superiormente, próximo ao fígado: câmaras direitas (átrio direito, valva tricúspide, ventrículo direito).
- Inferiormente: estruturas cardíacas esquerdas (átrio esquerdo, valva mitral, ventrículo esquerdo).
- Com uma posteriorização maior que o subcostal 4 câmaras, pode ser visibilizado o septo interatrial para avaliação de *shunts* (forame oval e/ou comunicação interatrial).

• *Particularidades*
- Corte muito útil em situações de emergência, como em paradas cardíacas, pois não impedem as compressões cardíacas.
- Muito útil em pacientes com hiperinsuflação pulmonar, com deformidades torácicas ou outras alterações que impeçam aquisição de imagens em cortes transtorácicos.
- Comunicações interatriais são mais bem avaliadas nesse corte.

### F) Plano subcostal da veia cava inferior (Figura 3.9)
Aquisição
- Transdutor em região subxifoide, com marcador voltado para a cabeça do paciente. (Figura 3.9)
- Visibiliza-se a aorta posterior e à esquerda (junto à coluna) e a veia cava inferior anterior e à direita no *situs solitus* (normal).
- Ao apontar o transdutor para a direita do paciente, será visibilizado a veia cava inferior, conectada com o átrio direito. Ao apontar para a esquerda do paciente, será visibilizada a aorta (Figura 3.10).

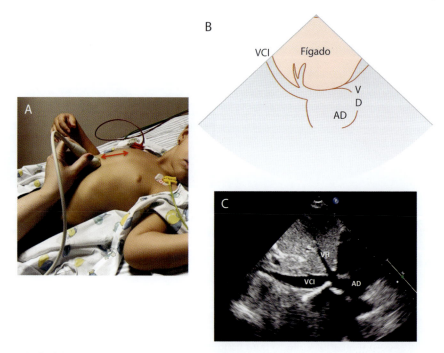

**Figura 3.9.** *A: Aquisição de imagem do plano subcostal da veia cava inferior. B: Desenho esquemático das estruturas cardíacas analisadas nesse plano. C: Imagem ecocardiográfica correspondente. AD: átrio direito; VCI: veia cava inferior; VD: ventrículo direito; VH: veia hepática. Fonte: arquivo do autor.*

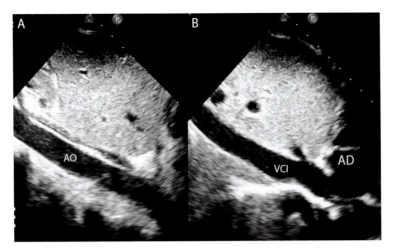

**Figura 3.10.** *Imagem ecocardiográfica no plano subcostal. A: Com a movimentação do transdutor para esquerda do paciente visibiliza-se a aorta (AO). B: Com a movimentação para a direita, a veia cava inferior é visibilizada, conectada ao átrio direito (AD). Fonte: arquivo do autor.*

- Identificar desembocadura da veia cava inferior no átrio direito para não confundir com a aorta.
- Identificar veia hepática desembocando na veia cava inferior, junto ao átrio direito.

### Estruturas avaliadas
- Veia cava inferior, veia hepática, átrio direito, aorta.

- O plano subcostal permite a visualização rápida das 4 câmaras cardíacas, sendo a de escolha em situações de grande emergência (p. ex.: parada cardiorrespiratória, tamponamento cardíaco).
- O plano subcostal da veia cava inferior é utilizado para avaliar a veia cava como estimativa de responsividade a fluidos.

## Planos Adicionais
### G) Plano paraesternal eixo curto transversal (Figura 3.11)

### Aquisição
- Obtido a partir do paraesternal eixo curto dos ventrículos com anteriorização (direcionamento do feixe para a cabeça do paciente). (Figura 3.11A)

### Estruturas avaliadas
- Visibiliza-se as seguintes estruturas no sentido horário: átrio esquerdo, átrio direito, valva tricúspide, via de saída do ventrículo direito e artéria pulmonar. A valva aórtica está localizada no centro da imagem.

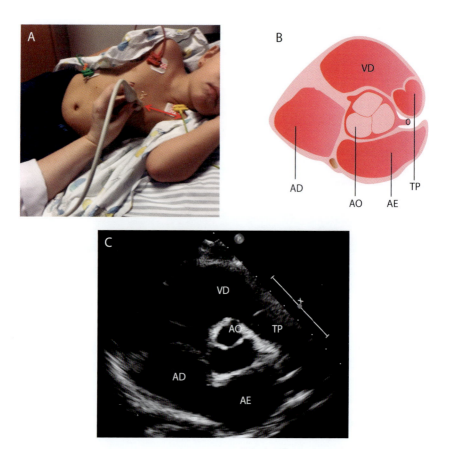

**Figura 3.11.** *A: Aquisição de imagem do plano eixo curto da base do coração. B: Desenho esquemático das estruturas cardíacas analisadas nesse plano. C: Imagem ecocardiográfica correspondente. AD: átrio direito; AE: átrio esquerdo; AO: aorta; VD: ventrículo direito; TP: tronco pulmonar; seta vermelha: posicionamento da marca do transdutor. Fonte: arquivo do autor.*

### H) Plano do canal arterial (Figura 3.12)

#### Aquisição

O plano do canal arterial é um plano intermediário, paraesternal esquerdo alto, que pode ser obtido da seguinte maneira:
- A partir de um plano paraesternal longitudinal eixo longo, subindo um espaço intercostal com rotação do marcador para a cabeça do paciente, apontando para esquerda.

#### Estruturas avaliadas
- Tronco pulmonar, canal arterial, artéria pulmonar esquerda e aorta descendente.

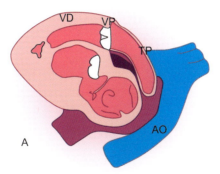

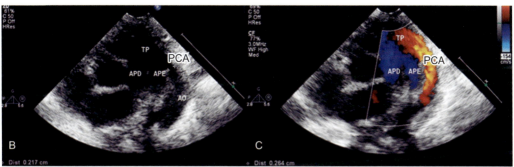

**Figura 3.12.** Plano do canal arterial. A: Desenho esquemático com as estruturas cardíacas analisadas nesse plano. B: Imagem ecocardiográfica correspondente. C: Mapeamento do fluxos em cores, demonstrando o fluxo do canal arterial em vermelho, direicionado da aorta para artéria pulmonar. APE: artéria pulmonar esquerda; AO: aorta descendente; PCA: persitência do canal arterial; TP: Tronco pulmonar. Fonte: arquivo do autor.

## Leitura Sugerida

1. Gaspar HA, Morhy SS, Lianza AC, Carvalho WB, Andrade JL, Prado RR et al. Focused cardiac ultrasound: a training course for pediatric intensivists and emergency physicians. BMC Med Educ. 2014 Feb 5; 14:25. Epub 2014 Feb 5.
2. Otto C. Fundamentos de ecocardiografia clínica. 5a ed. Rio de Janeiro: Elsevier, 2014.
3. Spencer KT. Focused cardiac ultrasound: where do we stand? Curr Cardiol Rep. 2015 Mar;17(3):567.
4. Vieillard-Baron A, Prin S, Chergui K, Dubourg O, Jardin F. Hemodynamic instability in sepsis: bedside assessment by Doppler echocardiography. American Journal of Respiratory and Critical Care Medicine. 2003;168(11):1270-1276.
5. Vincent JL, De Backer D. Circulatory shock. NEJM. 2013;369(18):1726-1734. doi: 10.1056/nejmra1208943.

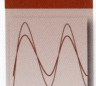

Capítulo 4

# Ecocardiografia Doppler e Avaliação Valvar

Alessandro Cavalcanti Lianza

## Ecocardiografia Doppler
### Introdução

O efeito Doppler foi descrito pelo físico austríaco Christian Doppler em 1842, baseando-se no fato de que a frequência do som aumenta à medida que a origem do som se movimenta na direção do observador.

O efeito Doppler pode ser utilizado para medir velocidades dos tecidos por comparar frequências de ultrassom enviadas e recebidas. De modo prático, o Doppler é a modalidade do ultrassom que examina o fluxo sanguíneo no coração e grandes vasos por meio da diferença entre a frequência da onda emitida pelo ultrassom e a refletida pela hemácia em movimento (Figura 4.1).

A mudança entre a frequência transmitida e refletida é chamada de Doppler *shift* e depende da velocidade do alvo (hemácias), do ângulo entre o feixe de ultrassom e da direção do alvo em movimento (Figura 4.2).

Desse modo, compreende-se a necessidade do feixe de o Doppler estar paralelo ao fluxo, evitando mantê-lo angulado/perpendicular (com ângulo próximo a 90º, pois haverá subestimação da velocidade do fluxo, uma vez que cos 90º = 0).

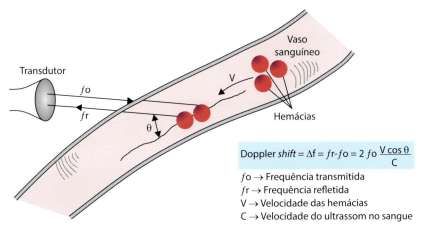

**Figura 4.1.** *Desenho esquemático demonstrando transdutor emitindo a onda, que é refletida pelas hemácias e retorna para o transdutor para formar as curvas espectrais do Doppler no aparelho.*

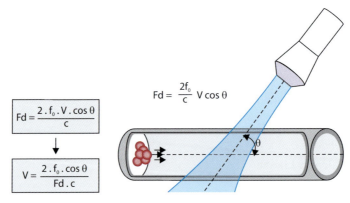

**Figura 4.2.** Desenho esquemático demonstrando a influência do ângulo de intersecção entre o feixe de ultrassom e a direção do fluxo para cálculo de velocidade do fluxo (V). Fd = Doppler shift; C = velocidade de propagação do ultrassom no sangue = 1.560m/s; Cos Ø = 1; se houver aumento do ângulo, o cos diminui subestimando o cálculo de velocidade.

A representação gráfica desse fenômeno ocorre através da curva espectral, onde o tempo está na linha horizontal e as frequências em direção ao transdutor para cima (positivas) e contrárias ao transdutor, negativas (Figura 4.3).

Essa representação espectral nos fornece, ainda, informações sobre as características do fluxo (laminar ou pulsátil), a fase do ciclo cardíaco (sístole ou diástole), além da sua velocidade e direção. (Ver também *Capítulo 1: Princípios Físicos e Instrumentação Básica*.)

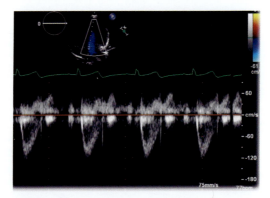

**Figura 4.3.** Curva espectral demonstrando fluxo afastando-se do transdutor, portanto, negativa. A linha horizontal relaciona-se ao tempo, e a linha vertical à velocidade do fluxo. Fonte: arquivo do autor.

- O feixe de ultrassom deve estar alinhado o mais paralelamente possível ao fluxo sanguíneo para a realização de qualquer modalidade de Doppler.

## Modalidades do Doppler

Temos 4 modalidades do Doppler. São elas:
- Pulsátil.
- Contínuo.
- Mapeamento de fluxo em cores (Doppler colorido).
- Tecidual.

## Doppler pulsátil

- Permite a análise do fluxo sanguíneo em um local específico, usando uma amostra de volume ("cursor").
- Nessa modalidade um único cristal piezoelétrico emite e recebe as frequências refletidas (Figura 4.4).
- Um pulso de ultrassom é transmitido e, após um intervalo de tempo, determinado pela profundidade do local a ser estudado, o transdutor recebe as ondas refletidas.
- Esse ciclo de transmitir-esperar-receber é denominado frequência de repetição de pulso (*PRF – pulse repetition frequency*).
- Como o mesmo cristal emite e recebe a frequência, há um limite na velocidade que ele alcança, o que, em geral, é a metade do PRF (limite de Nyquist).
- Quando a velocidade do fluxo é superior ao limite de Nyquist, ocorre um fenômeno chamado *aliasing*, sendo necessária a utilização do Doppler contínuo (Figura 4.5). (Ver também *Capítulo 1: Princípios Físicos e Instrumentação Básica.*)

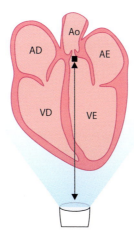

**Figura 4.4.** *Desenho esquemático demonstrando Doppler pulsátil. AD: átrio direito; AE: átrio esquerdo; VD: ventrículo direito; VE: ventrículo esquerdo.*

 • O Doppler pulsátil permite a análise do fluxo sanguíneo em um local específico, usando uma amostra de volume (cursor).

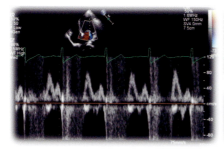 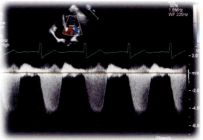

**Figura 4.5.** *Curva espectral do refluxo mitral. À esquerda, Doppler pulsátil com* aliasing *(curvas ocupando todo o gráfico na diástole), devido à alta velocidade do refluxo; à direita, mesmo refluxo sem* aliasing *com o uso do Doppler contínuo. Fonte: arquivo do autor.*

## Doppler contínuo

- Utiliza dois cristais piezoelétricos, um para transmitir e outro para receber o sinal de ultrassom (Figura 4.6).
- Como usa dois cristais simultâneos, consegue registrar altas velocidades de fluxo, presentes principalmente nas estenoses e nos refluxos valvares.
- Apresenta como desvantagem o fato de analisar indistintamente todos os sinais ultrassonográficos na extensão do feixe, diferentemente do Doppler pulsátil que avaliar o fluxo de um local específico. (Ver também *Capítulo 1: Princípios Físicos e Instrumentação Básica*.)

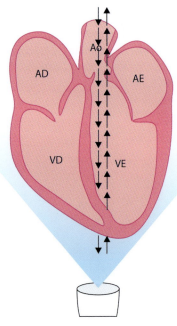

**Figura 4.6.** *Desenho esquemático demonstrando Doppler contínuo. AD: átrio direito; AE: átrio esquerdo; VD: ventrículo direito; VE: ventrículo esquerdo.*

- O Doppler contínuo utiliza dois cristais piezoelétricos, um para transmitir e outro para receber o sinal de ultrassom e, dessa forma, consegue registrar altas velocidades de fluxo, presentes principalmente nas estenoses e refluxos valvares.

## Mapeamento de fluxo em cores

- Baseia-se nos princípios do Doppler pulsátil, utilizando várias amostras de volume ao longo de múltiplas linhas, gerando uma representação bidimensional do fluxo.
- Convencionalmente, o fluxo sanguíneo que está se aproximando do transdutor (curva espectral positiva no Doppler pulsátil) será representado pela cor vermelha e o que está se afastando (curva espectral negativa no Doppler pulsátil), pela cor azul (Figuras 4.7 e 4.8).
- Quando há aumento de velocidade de fluxo, como no caso das estenoses valvares por exemplo, haverá formação de "mosaico" no padrão de cores (Figura 4.9).

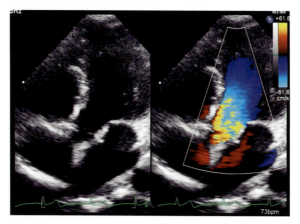

**Figura 4.7.** Ecocardiograma bidimensional com mapeamento de fluxo em cores em plano apical 5 câmaras, demonstrando fluxo em via de saída do ventrículo esquerdo afastando-se do transdutor (cor azul). Fonte: arquivo do autor.

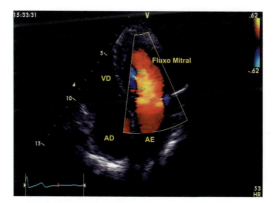

**Figura 4.8.** Ecocardiograma bidimensional com mapeamento de fluxo em cores em plano apical 4 câmaras, demonstrando fluxo de via de entrada do ventrículo esquerdo aproximando-se do transdutor (cor vermelha). AE: átrio esquerdo; AD: átrio direito; VE: ventrículo esquerdo; VD: ventrículo direito. Fonte: arquivo do autor.

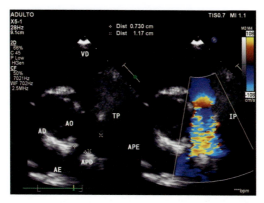

**Figura 4.9.** Ecocardiograma bidimensional com mapeamento de fluxo em cores em plano paraesternal eixo curto de via de saída do ventrículo direito, demonstrando fluxo afastando-se do transdutor (em azul). Observe o padrão em "mosaico" (tons amarelados além do azul), indicando velocidade aumentada na região causada por estenose valvar pulmonar. AE: átrio esquerdo; AD: átrio direito; AO: aorta; VD: ventrículo direito; TP: tronco pulmonar; APD: artéria pulmonar direita; APE: artéria pulmonar esquerda. Fonte: arquivo do autor.

- O fluxo sanguíneo que se aproxima do transdutor será representado pela cor vermelha e o que se afasta, pela cor azul.

## Doppler tecidual

- Modalidade do Doppler que avalia as velocidades miocárdicas, e não dos fluxos sanguíneos (Figura 4.10).
- As velocidades miocárdicas são avaliadas regionalmente; assim, podemos avaliar as velocidades na parede lateral do ventrículo esquerdo, no septo e na parede lateral do ventrículo direito.
- Utiliza filtros de parede e PRF baixos.
- Não está estabelecido na prática do ecocardiograma funcional. (Ver também Capítulo 1: Princípios Físicos e Instrumentação Básica.)

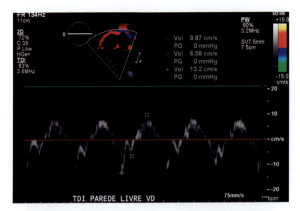

**Figura 4.10.** *Curva espectral do Doppler tecidual da parede livre do ventrículo direito. TDI = Doppler tecidual. Fonte: arquivo do autor.*

## Avaliação Valvar

A avaliação valvar deve ser feita utilizando as seguintes modalidades ecocardiográficas:
- Bidimensional.
- Mapeamento de fluxo em cores.
- Doppler pulsátil.
- Doppler contínuo.

## Bidimensional

No exame bidimensional devemos observar:
- Aspecto das cúspides ou válvulas – espessura normal ou densa, se há sinais de calcificação ou imagens hiperecogênicas aderidas (sugestivas de trombos ou vegetação) (Figura 4.11).
- Mobilidade: se há abertura normal ou se há restrição de abertura.

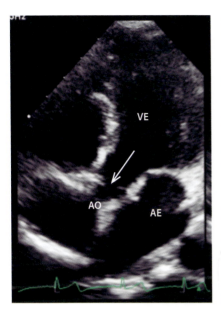 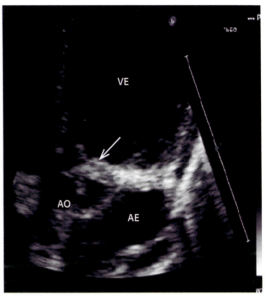

**Figura 4.11.** Ecocardiograma bidimensional no plano apical 5 câmaras, evidenciando valva aórtica com válvulas de espessura normal (à esquerda) e com espessamento na válvula não coronariana causado por vegetação (à direita). Fonte: arquivo do autor.

## Mapeamento de fluxo em cores

### Aspectos principais

- No plano apical 4 câmaras, os fluxos das valvas mitral e tricúspide seguem em direção ao transdutor e, portanto, serão da cor vermelha. Caso haja fluxo da cor azul nesse plano, será refluxo (Figuras 4.12 e 4.13).
- Os fluxos das vias de saída dos ventrículos estão afastando-se do transdutor, sendo da cor azul. Presença de fluxo vermelho nessa região, será considerado refluxo (Figuras 4.14 e 4.15).
- No caso de estenose, observaremos o aspecto em "mosaico" descrito previamente (Figura 4.16).

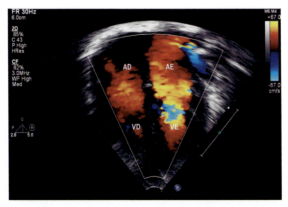

**Figura 4.12.** Plano apical 4 câmaras com mapeamento de fluxo normal das valvas mitral e tricúspide (em vermelho). AD: átrio direito; VD: ventrículo direito; AE: átrio esquerdo; VE: ventrículo esquerdo. Fonte: arquivo do autor.

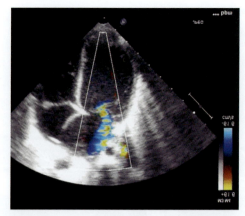

**Figura 4.13.** Ecocardiograma bidimensional no plano apical 4 câmaras demonstrando refluxo (fluxo da cor azul) na valva mitral. Fonte: arquivo do autor.

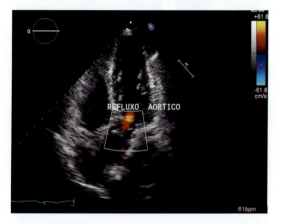

**Figura 4.14.** Ecocardiograma bidimensional com mapeamento de fluxo em cores no plano apical 5 câmaras, demonstrando refluxo aórtico na cor vermelha na via de saída do ventrículo esquerdo. Fonte: arquivo do autor.

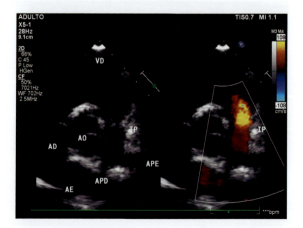

**Figura 4.15.** Ecocardiograma bidimensional com mapeamento de fluxo em cores no plano paraesternal eixo curto de via de saída do ventrículo direito, demonstrando refluxo pulmonar na cor vermelha. Fonte: arquivo do autor.

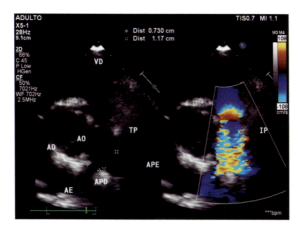

**Figura 4.16.** Ecocardiograma bidimensional com mapeamento de fluxo em cores em plano paraesternal eixo curto de via de saída do ventrículo direito, demonstrando fluxo afastando-se do transdutor (em azul). Observe o padrão em "mosaico" (tons amarelados além do azul), indicando velocidade aumentada na região causada por estenose valvar pulmonar. AE: átrio esquerdo AD: átrio direito; AO: aorta; VD: ventrículo direito; TP: tronco pulmonar; APD: artéria pulmonar direita; APE: artéria pulmonar esquerda. Fonte: arquivo do autor.

## Doppler pulsátil

- Avalia o padrão do fluxo e velocidade.
- Os fluxos das valvas mitral e tricúspide são diastólicos e apresentam duas ondas positivas, uma com velocidade maior (onda E relacionada ao enchimento ventricular rápido que ocorre na abertura da valva) e outra com velocidade menor (onda A relacionada a contração atrial) (Figura 4.17).
- Os fluxos nas vias de saída são sistólicos e apresentam uma única onda negativa que pode ser usada para cálculo de débito cardíaco (Figura 4.18).
- Caso haja estenose das valvas, a velocidade elevada demandará o uso do Doppler contínuo.

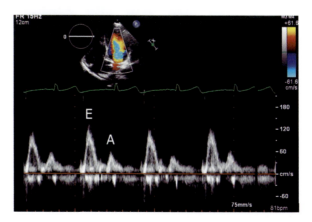

**Figura 4.17.** Curva espectral de Doppler pulsátil do fluxo da valva mitral com padrão bifásico normal. Fonte: arquivo do autor.

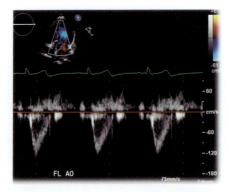

**Figura 4.18.** Curva espectral de Doppler pulsátil do fluxo aórtico. Observe a onda negativa única com velocidade de 1,1 m/s (normal). Fonte: arquivo do autor.

## Doppler contínuo

- Deverá ser usado nos casos de aumento da velocidade do fluxo (estenoses) ou para medir velocidade dos refluxos valvares.
- Nessa modalidade, não há como avaliar o ponto exato da obstrução nos casos da estenose, pois há uma somatória de todos os pontos na região, sendo necessária a avaliação bidimensional ou com Doppler pulsátil para determinar o local exato da obstrução (Figura 4.19).

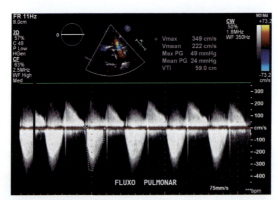

**Figura 4.19.** Gráfico espectral de Doppler contínuo do fluxo pulmonar. Observe a velocidade aumentada (3,49 m/s) e o gradiente sistólico elevado (49 mmHg) em paciente com estenose pulmonar valvar. Neste gráfico, observamos ainda a curva positiva na diástole – refluxo pulmonar. Fonte: arquivo do autor.

- A diferença das velocidades antes e após um determinado ponto, como uma valva cardíaca, pode ser utilizada para determinar o gradiente pressórico através dela. Para tal, utiliza-se a equação de Bernoulli modificada:

$$P = 4V^2$$

Onde P = gradiente pressórico e V = velocidade máxima ao Doppler contínuo.

- Por exemplo: em uma estenose valvar pulmonar com velocidade de fluxo de 4 m/s, o gradiente pressórico através desta valva seria de 64 mmHg. Na maioria dos aparelhos, esse cálculo é realizado automaticamente quando posiciona-se o cursor no final da curva do Doppler para determinar a velocidade máxima.
- Também se utiliza a equação de Bernoulli modificada para estimar a pressão sistólica pulmonar. (Ver também *Capítulo 6: Avaliação da Função Ventricular Direita e Hipertensão Pulmonar*).

## Débito Cardíaco

- A estimativa do débito cardíaco (DC) e do volume sistólico ejetado é de grande utilidade no ecocardiograma funcional. Contudo, sua acurácia é muito dependente da experiência do examinador e também do grau de resistência vascular periférica.
- Na prática, o fluxo através de um orifício fixo, como a via de saída do ventrículo esquerdo, é calculado pelo produto da área do orifício pela velocidade do fluxo. A velocidade do fluxo utilizada para o cálculo não é a velocidade de pico e sim a integral da velocidade/tempo (VTI), que reflete o somatório das velocidades no período de tempo. (Figura 4.20)

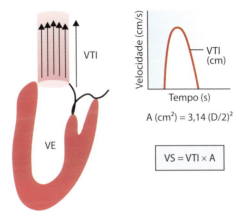

**Figura 4.20.** Desenho esquemático do cálculo do volume sistólico ejetado do ventrículo esquerdo (VE). A = área; VTI = integral da velocidade/tempo; D = diâmetro; VS = volume sistólico.

- A VTI é obtida pelo tracejamento da curva do fluxo na via de saída do ventrículo esquerdo (VSVE), obtidas no Doppler pulsátil, no plano apical 5-câmaras, com a amostra de volume posicionada dentro do ventrículo esquerdo, próximo da valva aórtica. (Figura 4.21)

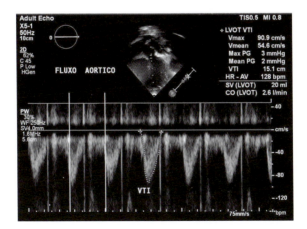

**Figura 4.21.** Curva do fluxo espectral da via de saída do ventrículo esquerdo para cálculo da integral da velocidade/tempo (VTI) no plano apical 5-câmaras. Observe o tracejamento da curva do Doppler pulsátil indicando que o somatório das velocidades (VTI), e não a velocidade de pico isolada, está sendo usada para a estimativa do débito cardíaco.

- O diâmetro da via de saída do ventrículo esquerdo (DVSVE) é medida no plano paraesternal eixo longo, logo abaixo da inserção das válvulas aórticas (Figuras 4.20 e 4.22). Ao medir o diâmetro, o aparelho (VS) converterá para área através da formúla : $A = \pi (raio)^2 = 3,14(D/2)^2$.
- O volume sistólico ejetado é o produto da VTI pelo DVSVE: VS = VTI × DVSVE (integral da velocidade/tempo × diâmetro)
- O débito cardíaco nada mais é que o volume sistólico multiplicado pelo tempo: DC = VS × FC.

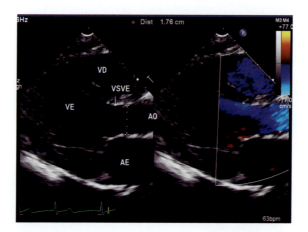

**Figura 4.22.** *Plano paraesternal eixo longo utilizado para a mensuração da via de saída do ventrículo esquerdo (VSVE, seta). AO = aorta; AE = átrio esquerdo; VE = ventrículo esquerdo.*

### Leitura Sugerida

1. Doppler JC. Über das frabige licht der Doppelstern und anderer gestirne des Himmels. Abhandk Königl Böhn Ges Wiss. 1845; 2:465-82.
2. Feigenbaum H, Armstrong WF, Ryan T. Feigenbaum's echocardiography. 6th ed. Philadelphia: Lippincott William & Wilkins; 2005. p. 11-45.
3. Snider AR, Sewer GA, Ritter SB. Echocardiography in pediatric heart disease. 2nd ed. St. Louis: Mosby; 1997. p. 22-75.

# Capítulo 5

# Avaliação da Função Ventricular Esquerda

Claudia Cosentino Gallafrio

## Introdução

A avaliação da função ventricular esquerda é uma ferramenta importante para auxiliar a compreensão do perfil hemodinâmico do paciente crítico.

A função ventricular depende da pré-carga, pós-carga, contratilidade miocárdica e frequência cardíaca.

A ecocardiografia é a técnica não invasiva mais amplamente utilizada para avaliação da função ventricular, visto que apresenta baixo custo, possibilidade de obtenção de imagens em tempo real que possibilitam múltiplas reavaliações e é isenta de riscos ao paciente.

A avaliação da função ventricular esquerda pode ser realizada de modo subjetivo (qualitativa) ou objetiva (quantitativa).

## Avaliação Subjetiva (Qualitativa)

O paciente grave frequentemente não apresenta janela ecocardiográfica adequada para avaliação quantitativa. Essa dificuldade está associada a ventilação pulmonar mecânica com alta pressão nas vias aéreas, drenos torácicos, curativos cirúrgicos, labilidade clínica e mobilização limitada. Desse modo, a análise qualitativa torna-se uma ferramenta muito útil para manejo do paciente crítico.

Os planos ecocardiográficos utilizados para avaliação da função ventricular esquerda são: subcostal (Figura 5.1A), apical 4 câmaras (Figura 5.1B) e paraesternal – eixo longo (Figura 5.1C) e eixo curto (Figura 5.1D).

Apesar de ser subjetiva, alguns critérios são utilizados para essa análise:
- Observa-se visualmente o quanto existe de encurtamento da cavidade ventricular esquerda na sístole em relação à diástole (Figura 5.2).
- Observa-se o espessamento da musculatura ventricular durante a sístole em relação à diástole (Figura 5.2).
- Observa-se a abertura da valva mitral e o quanto o folheto septal aproxima-se do septo durante a diástole.

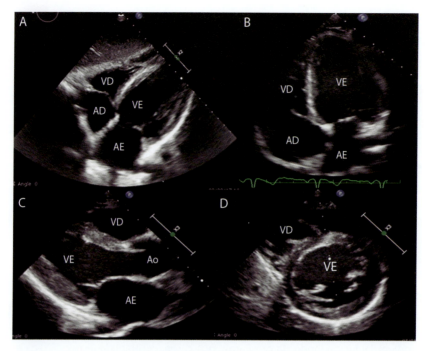

**Figura 5.1.** Imagens ecocardiográficas bidimensionais. *A:* Plano subcostal. *B:* Plano apical 4 câmaras. *C:* Plano paraesternal eixo longo. *D:* Plano paraesternal eixo curto. AD: átrio direito; AE: átrio esquerdo; AO: aorta; VD: ventrículo direito; VE: ventrículo esquerdo. Fonte: arquivo do autor.

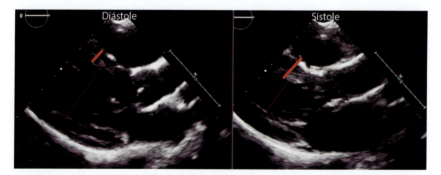

**Figura 5.2.** Linha tracejada demonstrando a avaliação visual da cavidade ventricular esquerda na diástole (imagem à esquerda) e na sístole (imagem à direita) e linha cheia demonstrando o espessamento da musculatura septal na sístole em relação a diástole. Fonte: arquivo do autor.

- O principal modo de avaliação da função ventricular esquerda no ecocardiograma funcional básico é subjetivo.
- Deve-se avaliar o encurtamento da cavidade ventricular esquerda e o espessamento da musculatura da sístole, bem como a abertura do folheto septal da mitral que se aproxima do septo interventricular.

## Avaliação Objetiva (Quantitativa)

As medidas do ventrículo esquerdo (VE) devem ser obtidas tanto na sístole quanto na diástole. Define-se a diástole final como a maior área intraluminal da câmara, e a sístole final como a menor área.

As medidas podem ser feitas no plano paraesternal (eixos longo e curto), embora ocasionalmente o paciente apresente janela disponível apenas no plano subcostal.

Pelas recomendações da Sociedade Americana de Ecocardiografia (ASE), para adultos as medidas lineares do VE devem ser realizadas no plano paraesternal eixo longo (Figura 5.1), obtidas perpendicularmente ao eixo longo VE, no nível das pontas das cúspides da valva mitral.

Para crianças, recomenda-se também a abordagem no plano paraesternal eixo curto, no nível dos papilares da valva mitral (Figura 5.3A).

Extrair parâmetros de função global a partir das medidas lineares pode ser impreciso quando há alteração da geometria do VE, alterações da contratilidade segmentar, distúrbios da condução.

## Fração de encurtamento

A fração de encurtamento ($\Delta D\%$) do VE pode ser obtida pelo modo M ou bidimensional, a partir das medidas lineares do diâmetro diastólico final (DDF) e do diâmetro sistólico final (DSF) do VE (Figuras 5.3, 5.4 e 5.5).

Sendo a fórmula para seu cálculo:

$$\Delta D\% = DDF - DSF/DDF \times 100$$

O valor de normalidade é de 30-40%. Se o VE tiver alteração em sua geometria ou alteração da contratilidade segmentar, essa avaliação pode não ser fidedigna (Figura 5.3).

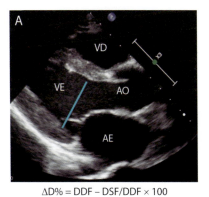
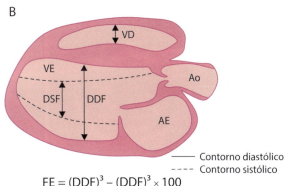

**Figura 5.3.** *A: Imagem ecocardiográfica bidimensional no plano paraesternal eixo longo. A linha azul evidencia o local onde devem ser realizadas as medidas lineares, no nível das pontas das cúspides da valva mitral. B: Desenho esquemático da obtenção das medidas lineares para cálculo da fração de encurtamento ($\Delta D\%$) e de ejeção (FE) pelo método de Teichholz, modo bidimensional no plano paraesternal eixo longo. Diâmetro diastólico final (DDF) do ventrículo esquerdo (VE) que é o maior diâmetro do VE, imediatamente antes do fechamento da valva mitral, e o diâmetro sistólico final (DSF) do VE, que é o menor diâmetro do VE, imediatamente antes da abertura da valva mitral. AE: átrio esquerdo; AO: aorta; VD: ventrículo direito.*

## Fração de ejeção

A fração de ejeção (FE) do VE é calculada pela estimativa de volume, utilizando-se o volume diastólico final (VDF) e o volume sistólico final (VSF).

Sendo a fórmula para o cálculo:

$$FE = VDF - VSF/VDF \times 100$$

A estimativa do volume do VE pode ser obtida por ecocardiografia modo M, bidimensional (2D) ou tridimensional (3D).

## Método de Teichholz

Para avaliação por esse método, subentende-se que o VE tem formato elipsoide, não apresentando alterações em sua geometria. Assim, o volume é derivado das medidas lineares realizadas pelo modo M e/ou bidimensional do diâmetro do VE, pela seguinte fórmula (Figuras 5.3, 5.4 e 5.5):

$$\text{Volume (ml)} = 7 \times D^3/2,4 \times D$$

D = diâmetro

Com a obtenção das medidas lineares de diâmetro diastólico e sistólico (DDF e DSF, respectivamente), é possível o cálculo do VDF e VSF do VE e obtenção da FE pela mesma fórmula:

$$FE = (DDF)^3 - (DSF)^3/(VDF)^3 \times 100$$

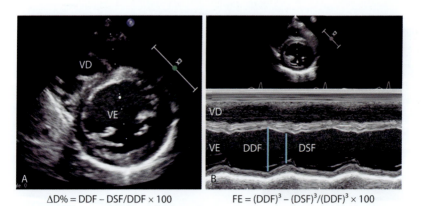

ΔD% = DDF - DSF/DDF × 100          FE = (DDF)³ - (DSF)³/(DDF)³ × 100

**Figura 5.4.** *A: Imagem ecocardiográfica bidimensional do plano paraesternal eixo curto. A linha pontilhada evidencia o local onde devem ser realizadas as medidas lineares, no nível dos papilares da valva mitral. B: Avaliação da função ventricular pelo modo M no plano paraesternal eixo curto, por meio do método de Teichholz. Atente-se para boa delimitação das bordas subendocárdicas para as medidas do diâmetro diastólico final (DDF) e diâmetro sistólico final (DSF) do ventrículo esquerdo (VE). ΔD%: fração de encurtamento; FE: fração de ejeção; VD: ventrículo direito. Fonte: arquivo do autor.*

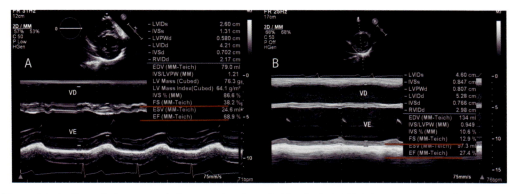

**Figura 5.5.** *Avaliação da função ventricular esquerda pelo modo M, método de Teicholz: A: paciente com função sistólica normal, fração de encurtamento (SF) estimada em 38,2% e fração de ejeção estimada em 68,9%; B: paciente com diminuição importante da função sistólica, fração de encurtamento estimada em 12,9% e fração de ejeção estimada em 27,4%. VD: ventrículo direito; VE: ventrículo esquerdo. Fonte: arquivo do autor.*

## Método de Simpson

O método biplanar dos discos é atualmente o mais recomendado para os ecocardiografistas para avaliação da função ventricular esquerda na ecocardiografia 2D. Quando existe alteração da geometria do VE ou alteração da contratilidade segmentar, esse método ganha ainda mais importância, pois como explicado, o método linear não é fidedigno nesses casos.

As imagens devem ser adquiridas nos cortes apicais 4 (Figura 5.6A e B) e 2 câmaras (Figura 5.6C e D). As medidas volumétricas são baseadas nos traçados das interfaces entre o miocárdio e a cavidade do VE. Ao nível da valva mitral, o contorno é fechado com uma linha reta. O comprimento do VE é definido como maior diâmetro entre essa linha e o ápice do VE. Esse método requer maior treinamento em ecocardiografia. Nem sempre é possível sua realização no paciente crítico, e, por esses motivos, não é o método de escolha a ser utilizado por pediatras e demais médicos não ecocardiografistas.

Recentemente o valor de normalidade para fração de ejeção do ventrículo esquerdo (FEVE) era maior ou igual a 55%. No entanto, após publicações atualizadas, considera-se para homens FEVE ≥ 52% e para mulheres FEVE ≥ 54%.[2]

- O principal modo de medida da FE no ecocardiograma funcional básico em pediatria é o modo M (método de Teichholz).
- A medida pelo modo bidimensional necessita de mais treinamento e está sujeita a erros.

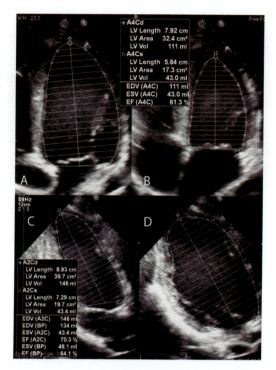

**Figura 5.6.** Avaliação da função ventricular esquerda pelo método de Simpson biplanar. A: Plano apical 4 câmaras com estimativa de volume diastólico final; B: Plano apical 4 câmaras com estimativa de volume sistólico final; C: Plano apical 2 câmaras com estimativa de volume diastólico final; D: Plano apical 2 câmaras com estimativa de volume sistólico final. Fonte: arquivo do autor.

## Débito cardíaco

O débito cardíaco (DC) do VE pode ser obtido por meio do produto entre volume sistólico ejetado (VS) e frequência cardíaca (FC) (Figura 5.7A e B. Ver também *Capítulo 4: Ecocardiografia Doppler e Avaliação Valvar*):

$$DC\ (l/min) = VS\ (mL) \times FC\ (bpm)/1.000\ mL/L$$

Volume sistólico ejetado do VE é o produto da área da via de saída do ventrículo esquerdo (VSVE) (Figura 5.7B) multiplicado pela integral da curva da velocidade do fluxo (VTI) da VSVE (Figura 5.7A):

$$VS\ (ml) = \text{área VSVE}\ (cm^2) \times VTI\ VSVE\ (cm)$$

Em que: Área = $\pi\ (raio)^2$ = 3,14 $(diâmetro/2)^2$.

O diâmetro da VSVE deve ser medido no plano paraesternal eixo longo, na base interna das válvulas aórticas abertas (Figura 5.7B). A curva de velocidade do fluxo da VSVE deve ser obtida no plano apical 5 câmaras, com a amostra de volume do Doppler pulsátil localizada no lado ventricular da valva aórtica. Para se ter certeza do posicionamento correto, o ruído de fechamento da valva deve ser identificado (Figura 5.7A).

Existe uma variabilidade intraobservador de 8% no cálculo do débito cardíaco pelo ecocardiograma. Para profissionais iniciantes em ecocardiografia, pode haver dificuldade e erro nas medidas da VSVE e VTI da VSVE, prejudicando a análise.

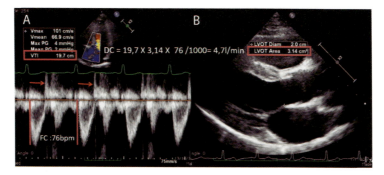

**Figura 5.7.** Medida do débito cardíaco pela ecocardiografia. A: Cálculo da integral da curva de velocidade (VTI), que representa a "distância ejetada" ou comprimento do cilindro de sangue ejetado a cada batimento cardíaco. No plano apical 5 câmaras, posiciona-se a amostra de volume do Doppler pulsátil localizada no plano ventricular da valva aórtica para obtenção da curva da velocidade de fluxo na via de saída do ventrículo esquerdo (VSVE). O posicionamento correto da amostra de volume é confirmado pelo ruído de fechamento da valva aórtica (seta). Realizando o traçado da curva, é obtida a VTI da VSVE. B: Cálculo da área da VSVE, obtida no plano paraesternal eixo longo. Deve-se realizar a medida na abertura máxima da valva aórtica (mesossístole), imediatamente antes do anel valvar aórtico. Assim, multiplicando o VTI pela área da VSVE (LVOT), tem-se o volume sistólico ejetado, que, multiplicado pela frequência cardíaca, obtém-se o débito cardíaco (DC). Fonte: arquivo do autor.

## Leitura Sugerida

1. Lang RM, Badano LP, Mor-Avi V, et al. Recommendations for cardiac chamber quantification by echocardiography in adults: an update from the American Society of Echocardiography and the European Association of Cardiovascular Imaging. J Am Soc Echocardiogr. 2015; 28:1-39.
2. Lopez L, Colan SD, Frommelt PC, et al. Recommendations for quantification methods during the performance of a pediatric echocardiogram: a report from the pediatric measurements writing Group of the American Society of Echocardiography Pediatric and Congenital Heart Disease Council. J Am Soc Echocardiogr. 2010; 23:465-95.
3. Mertens L, Seri I, Marek J, et al. Targeted neonatal echocardiography in the neonatal intensive care unit: practice guidelines and recommendations for training. J Am Soc Echocardiogr. 2011; 24:1057-78.
4. Otto CM, Schwaegler RG. Ecocardiografia – guia essencial. 3 ed. Saunders Elsevier; 2016.

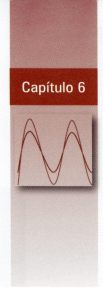

# Capítulo 6

# Avaliação da Função Ventricular Direita e Hipertensão Pulmonar

Claudia Cosentino Gallafrio

## Introdução

A avaliação ventricular direita tem papel importante no diagnóstico e no manejo de alterações cardiovasculares à beira do leito.

O ventrículo direito (VD) apresenta geometria peculiar, com três porções: via de entrada, porção trabecular e via de saída. Essa disposição dificulta a avaliação da função ventricular, sobretudo no paciente crítico que habitualmente exibe janela acústica limitada.

A parede miocárdica é menos espessa, pois o ventrículo direito está relacionado à circulação pulmonar, de baixa resistência e alta complacência. Logo, alterações súbitas na pós-carga do VD, como embolia pulmonar maciça, síndrome do desconforto respiratório agudo e ventilação mecânica com altos níveis pressóricos, podem levar à sobrecarga ventricular direita, com consequente disfunção do VD.

Alterações do ventrículo esquerdo também podem impactar o VD pela interdependência ventricular.

A ecocardiografia pode ser uma ferramenta muito útil para avaliação da função ventricular direita e programação terapêutica.

Assim como na avaliação do ventrículo esquerdo (VE), pode-se realizar análise subjetiva (qualitativa) e análise objetiva (quantitativa).

## Avaliação Subjetiva (Qualitativa)

As dimensões e a contratilidade do VD podem ser avaliadas nos seguintes planos ecocardiográficos: subcostal (Figura 6.1A), apical (Figura 6.1B), paraesternal – eixo curto (Figura 6.1C) e eixo longo (Figura 6.1D).

O ventrículo direito é menor que o esquerdo, tendo o VD aproximadamente 60% do volume do VE, exceto o dos neonatos, que apresentam as cavidades cardíacas direitas aumentadas fisiologicamente, uma vez que que o VD é responsável por 2/3 do débito cardíaco durante a circulação fetal.

Pode-se graduar a dilatação do VD no plano apical 4 câmaras do seguinte modo:
- Normal (VD < VE – ápice do VD mais basal que o do VE).
- Dilatação discreta (aumentado, porém VD < VE).
- Dilatação moderada (VD = VE).
- Dilatação importante (VD > VE) (Figura 6.2).

- O principal modo de avaliação de sobrecarga e função ventricular direita no ecocardiograma funcional básico é o subjetivo.
- Quando o VD atinge o tamanho do VE, tem-se uma dilatação moderada de VD, e quando o ultrapassa, classifica-se como dilatação importante do VD.

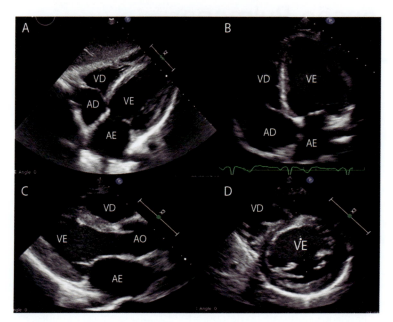

**Figura 6.1.** Imagens ecocardiográficas bidimensionais: *A:* plano subcostal; *B:* plano apical 4 câmaras; *C:* plano paraesternal eixo longo; *D:* plano paraesternal eixo curto. AD: átrio direito; AE: átrio esquerdo; AO: aorta; VD: ventrículo direito; VE: ventrículo esquerdo. Fonte: arquivo do autor.

## Avaliação Objetiva (Quantitativa)
### Excursão sistólica do anel tricúspide

A excursão sistólica do anel tricúspide (TAPSE – *tricuspid annular plane systolic excursion*) é uma medida longitudinal do VD e tem demonstrado boa correlação com as outras técnicas de estimativa da função sistólica do VD.

Por meio do modo M, avalia-se a excursão sistólica do anel tricúspide (Figura 6.3A) no plano apical quatro câmaras.

Quando o TAPSE é ≥ 17 mm, a função sistólica VD é considerada normal. A vantagem desse método é a facilidade de obtenção da medida, sem necessidade de equipamentos sofisticados. Sua desvantagem é avaliação de apenas um segmento do VD.

### Doppler tecidual (onda S')

O Doppler tecidual é utilizado para medir a velocidade da excursão longitudinal do VD (onda S').

É obtido no plano apical 4 câmaras, com volume da amostra do Doppler tecidual posicionado na parede lateral do VD, no plano da valva tricúspide (Figura 6.3B).

Velocidade da onda S" < 10 cm/s indica disfunção VD.

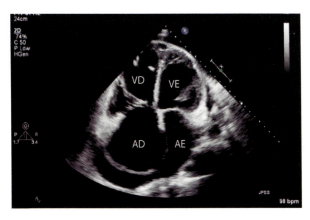

**Figura 6.2.** Imagem ecocardiográfica no plano apical 4 câmaras demonstrando dilatação importante das câmaras direitas. O ápice do ventrículo direito (VD) estende-se para além do ápice do ventrículo esquerdo (VE). AD: átrio direito. AE: átrio esquerdo. Fonte: arquivo do autor.

Essa técnica assume a função global do VD com base na avaliação de um segmento e requer um pouco mais de conhecimento e habilidade em ecocardiografia, não sendo realizado no exame básico de ecocardiografia funcional à beira do leito.

## Variação fracional da área

A variação fracional da área (FAC – *fractional area change*) do VD é obtida pela planimetria das áreas diastólica final (ADF) e sistólica final (ASF) do VD, no plano de 4 câmaras (Figura 6.3C), e calculada pela seguinte fórmula:

$$FAC\ (\%) = (ADF - ASF)/ADF \times 100$$

Valores > 35% são considerados normais.

A desvantagem dessa técnica é a necessidade de uma boa imagem para delimitação precisa das bordas endocárdicas.

Deve atentar-se para as trabeculações do VD, que devem ser excluídas durante a planimetria, para evitar erros na medida da área.

## Avaliação hemodinâmica do ventrículo direito e circulação pulmonar

As alterações volumétricas e pressóricas do VD podem alterar a geometria dos ventrículos, resultando em alterações no septo interventricular.

Nas sobrecargas de volume, o septo interventricular retifica-se, perdendo sua convexidade durante a diástole. O ventrículo esquerdo assume o formato de um "D" no plano paraesternal eixo curto (Figura 6.4).

Nas sobrecargas pressóricas, o septo interventricular também apresenta movimento paradoxal, provocando alteração da morfologia do VE – formato em "D" durante a sístole.

Apesar dessa alteração septal não ser diagnóstico definitivo de sobrecarga do VD, na sua presença deve-se realizar uma avaliação minuciosa dessa câmara em busca de possíveis causas de sobrecargas volumétricas e/ou pressóricas.

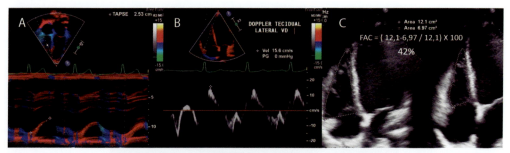

**Figura 6.3.** *Parâmetros quantitativos da avaliação da função sistólica do ventrículo direito (VD). A: Medida do TAPSE – corresponde à distância da excursão sistólica do anel tricúspide obtida pelo modo M (TAPSE = 2,53 cm). B: Velocidade do pico sistólico da onda S' ao Doppler tecidual – deve-se colocar a amostra de volume na parede lateral do VD, na altura do anel tricúspide para obtenção da curva (velocidade da onda S' = 15,6 cm/s). C: Variação fracional da área (FAC) – é a variação percentual da área do VD no plano apical 4 câmaras (FAC = 42%). Fonte: arquivo do autor.*

## Pressão sistólica de artéria pulmonar

A pressão sistólica da artéria pulmonar (PSAP) pode ser estimada quando da presença de insuficiência tricúspide.

Pelo estudo com Doppler contínuo, utilizando-se a equação de Bernoulli (ver *Capítulo 4: Ecocardiografia Doppler e Avaliação Valvar*), o gradiente de pressão entre o VD e o átrio direito é estimado pela velocidade máxima do refluxo. A pressão sistólica do VD é então calculada somando-se a esse gradiente a pressão do átrio direito (PAD). Na ausência de obstrução na via de saída do VD, essa pressão será igual a da artéria pulmonar (Figuras 6.5 e 6.6). Em crianças, a PAD é estimada em 10 mmHg, se não houver medida invasiva.

Valores de normalidade em repouso são definidos por velocidade do refluxo tricúspide ≤ 2,8-2,9 m/s ou pressão sistólica máxima ≤ 35-36 mmHg.

- A PSAP pode ser estimada por meio do refluxo tricúspide, medindo-se, com o uso do Doppler contínuo, a velocidade do refluxo da valva tricúspide e aplicando-se a equação de Bernoulli.
- Para tal medida estima-se PAD de 10 mmHg em crianças.

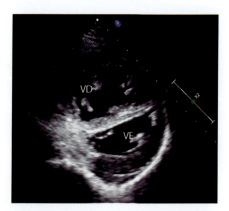

**Figura 6.4.** *Plano paresternal eixo curto evidenciando movimento paradoxal do septo interventricular, gerado por sobrecarga do VD. Observa-se o septo abaulando para o VE, com perda da morfologia habitual desse ventrículo, que assume o formato de um "D". Fonte: arquivo do autor.*

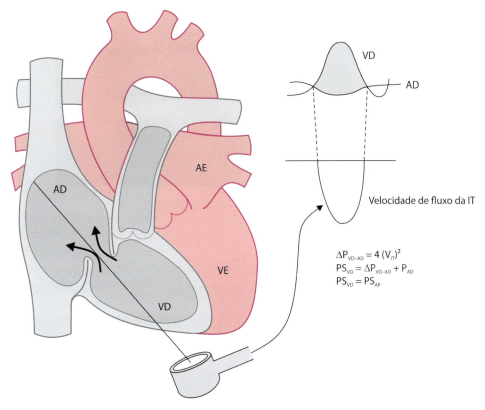

**Figura 6.5.** *Desenho esquemático demonstrando a estimativa da pressão sistólica pulmonar pela insuficiência tricúspide (IT), no plano apical 4 câmaras. ΔP VD-AD: gradiente de pressão entre ventrículo e átrio direitos. AD: átrio direito; AE: átrio esquerdo; PAD: pressão do átrio direito; PSAP: pressão sistólica da artéria pulmonar; PSVD: pressão sistólica do ventrículo direito; VD: ventrículo direito; VE: ventrículo esquerdo. Fonte: arquivo do autor.*

## Pressão média e diastólica da artéria pulmonar

As pressões média (PMAP) e diastólica final da artéria pulmonar (PAPd) podem ser estimadas pela curva de fluxo diastólico da regurgitação pulmonar obtida pelo Doppler contínuo ou pulsátil.

PAPd pode ser estimada por meio da velocidade diastólica final do refluxo valvar pulmonar, somando-se à PAD (Figuras 6.6 e 6.7).

PMAP pode ser estimada pela velocidade diastólica inicial do refluxo valvar pulmonar, também somando-se à PAD (Figuras 6.6 a 6.8).

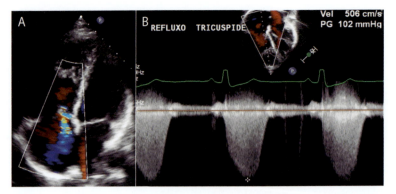

**Figura 6.6.** Avaliação da estimativa da pressão sistólica de artéria pulmonar (PSAP) pelo refluxo da valva tricúspide. A: Plano apical 4 câmaras, demonstrando o refluxo tricúspide (jato azul) ao mapeamento de fluxo em cores. B: Curva da velocidade do refluxo tricúspide, obtida pelo alinhamento do feixe do Doppler contínuo ao jato do refluxo tricúspide. A partir da velocidade máxima é estimado o gradiente pressórico entre o ventrículo (VD) e o átrio direitos (AD); a esse valor, soma-se o valor da pressão do átrio direito (PAD), que em criança é estimada em 10 mmHg. PSAP = 102 mmHg + PAD. Fonte: arquivo do autor.

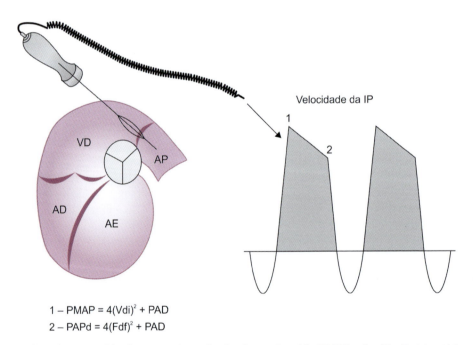

1 – PMAP = $4(Vdi)^2$ + PAD
2 – PAPd = $4(Fdf)^2$ + PAD

**Figura 6.7.** Desenho esquemático demonstrando a estimativa da pressão média (PMAP) e diastólica final da artéria pulmonar (PAPd) pela insuficiência pulmonar (IP), no plano paraesternal dos vasos da base. AD: átrio direito; AE: átrio esquerdo; AP: artéria pulmonar; PAD: pressão do AD; VD: ventrículo direito; Vdf: velocidade diastólica final; Vdi; velocidade diastólica máxima inicial.

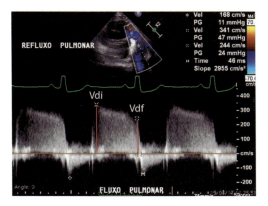

**Figura 6.8.** *Avaliação da pressão média (PMAP) e diastólica final da artéria pulmonar (PAPd), por meio, respectivamente, das velocidades diastólicas máxima inicial (Vdi) e final (Vdf) da curva do refluxo pulmonar. Os valores obtidos também deverão ter o valor da PAD somados para a estimativa da PMAP e PAPd. PMAP = 47 mmHg + PAD; e PAPd = 24 mmHg + PAD. Fonte: arquivo do autor.*

## Leitura Sugerida

1. Lang RM, Badano LP, Mor-Avi V, et al. Recommendations for cardiac chamber quantification by echocardiography in adults: an update from the American Society of Echocardiography and the European Association of Cardiovascular Imaging. J Am Soc Echocardiogr. 2015; 28:1-39.
2. Lopez L, Colan SD, Frommelt PC, et al. Recommendations for quantification methods during the performance of a pediatric echocardiogram: a report from the pediatric measurements writing group of the American Society of Echocardiography Pediatric and Congenital Heart Disease Council. J Am Soc Echocardiogr. 2010; 23:465-95.Mertens L, Seri I, Marek J, et al. Targeted neonatal echocardiography in the neonatal intensive care unit: practice guidelines and recommendations for training. J Am Soc Echocardiogr. 2011; 24:1057-78.
3. Otto CM, Schwaegler RG. Ecocardiografia – Guia essencial. 3. ed. Saunders Elsevier; 2016.
4. Rudski LG, Lai WW, Afilalo J, et al. Guidelines for the echocardiographic assessment of the right heart in adults: a report from the American Society of Echocardiography. J Am Soc Echocardiogr. 2010; 23:685-713.

# Capítulo 7

# Avaliação de Função Diastólica

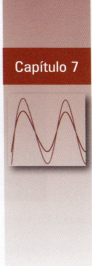

Claudio Henrique Fischer
Wercules Antonio Alves de Oliveira

## Introdução

A avaliação ecocardiográfica da função diastólica é parte fundamental da avaliação cardiológica de pacientes com sinais ou sintomas de insuficiência cardíaca. Além de estar frequentemente associada em casos de disfunção sistólica, a disfunção diastólica pode predominar e mesmo estar isolada, constituindo casos de insuficiência cardíaca com função sistólica preservada. Esse fato reforça a importância do estudo da diástole no entendimento do desempenho global do coração. Segundo as diretrizes da Sociedade Brasileira de Cardiologia, a insuficiência cardíaca com fração de ejeção preservada pode ser definida pela presença simultânea de sinais e sintomas de insuficiência cardíaca, fração de ejeção do ventrículo esquerdo (VE) acima de 50% e evidências objetivas de disfunção diastólica do VE. Vale ressaltar que, em condições de redução do volume cardíaco, a disfunção sistólica e o baixo volume ejetado podem estar presentes apesar do valor de fração de ejeção dentro dos limites da normalidade. Esse fato, presente em boa parcela das insuficiências cardíacas com fração de ejeção preservada, não diminui a importância da disfunção diastólica, comumente associada e predominante.

Atualmente, o ecocardiograma é a modalidade diagnóstica não invasiva considerada padrão-ouro para a avaliação da disfunção diastólica e permite identificar não somente a magnitude dessa condição, mas também o impacto de medidas terapêuticas e o prognóstico. Os índices ecocardiográficos da função diastólica, obtidos por meio de variáveis oriundas da análise bidimensional e da avaliação Dopplerfluxométrica, devem ser interpretados em um amplo contexto, que inclui o *status* clínico do paciente e suas características demográficas. Associadas à essa análise, novas tecnologias têm sido desenvolvidas para aprimorar o estudo da dinâmica diastólica. Entre essas metodologias, a avaliação da velocidade de movimentação tecidual miocárdica por meio do Doppler tecidual na diástole precoce (onda e') e tardia (onda a') e da sua relação com a velocidade do influxo mitral (onda E, relação E/e') oferecem uma acurada inferência das pressões de enchimento do VE (Figura 7.1). Parâmetros como sexo e sobretudo idade determinam diferentes valores de normalidade para os diferentes índices de função diastólica avaliados. Os estudos populacionais referenciados costumam dividir a população em faixas etárias que começam a partir de 16 a 20 anos. Nos poucos estudos de função diastólica na faixa pediátrica observa-se grande heterogeneidade de metodologias, com amostras de tamanho variado e subgrupos etários variados, dificultando estabelecimento de nomogramas confiáveis e reprodutíveis, sobretudo em crianças menores e neonatos. Muitos desses estudos utilizaram classificação de disfunção diastólica estabelecida para população adulta, problemática para neonatos e crianças pequenas mas aceitável para crianças maiores de 3 anos.

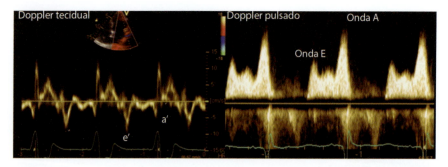

**Figura 7.1.** *Esquerda: Doppler tecidual no anel lateral mitral. Direita: Doppler pulsátil do fluxo mitral. Fonte: arquivo do autor.*

Nesse capítulo, vamos inicialmente demonstrar os fundamentos ecocardiográficos da avaliação da função diastólica, bem como os parâmetros utilizados para identificar as alterações relacionadas ao acoplamento esvaziamento atrial-enchimento do VE em diferentes situações, com base nos estudos populacionais mais recentes. A seguir, apresentaremos aspectos peculiares de situações clínicas específicas e de determinadas faixas etárias pediátricas.

## Avaliação da Função Diastólica em Indivíduos com Fração de Ejeção Preservada

O primeiro passo na avaliação das alterações do enchimento ventricular em indivíduos com fração de ejeção preservada é a identificação de variáveis que determinam, em termos absolutos, a presença ou ausência de disfunção diastólica. Segundo as diretrizes atuais da Sociedade Americana de Cardiologia, as quatro variáveis utilizadas para indicar a presença ou ausência de disfunção diastólica são:

- Velocidade da onda e'.
- Relação E/e'.
- Volume do átrio esquerdo.
- Velocidade de pico do fluxo de insuficiência tricúspide (IT).

O pico da onda e' determina a velocidade máxima da movimentação tecidual miocárdica na fase precoce (enchimento rápido) da diástole. Deve ser aferida com a amostra de volume do Doppler pulsátil ajustado para filtro parietal e baixo ganho de sinal, posicionada ao nível das regiões septal e lateral do anel valvar mitral no corte apical 4 câmaras (Figura 7.1). São considerados valores anormais para e' se < 7 cm/s na região septal ou < 10 cm/s na região lateral.

A relação E/e' é um importante parâmetro para estimativa das pressões de enchimento do VE. Ela é obtida pela razão entre a velocidade máxima da onda E (estimada pelo Doppler pulsátil do fluxo mitral) e a média das velocidades máximas das ondas e' septal e e' lateral (estimadas pelo Doppler tecidual) (Figura 7.1). A atual recomendação é que essa relação seja determinada pela média da estimativa da onda e' das regiões septal e lateral do anel mitral. Nesse caso, valores da razão E/e' acima de 14 são considerados anormais. Há situações, no entanto, em que a janela acústica não permite a aquisição da onda e' das duas regiões (lateral e septal). Nessas circunstâncias, são considerados anormais os valores de E/e' maiores que 13 para a região lateral e 15 para a região septal.

O volume do átrio esquerdo pode ser obtido pelo método dos discos biplanares (regra de Simpson) ou pela área-comprimento, imediatamente antes da abertura da valva mitral e deve ser indexado pela superfície corpórea (Figura 7.2). Em crianças até dois anos o valor normal para o volume atrial esquerdo é até 19 mL/m$^2$ e para crianças acima de dois anos, são considerados normais os valores até 26 mL/m$^2$.

## Capítulo 7 • Avaliação de Função Diastólica

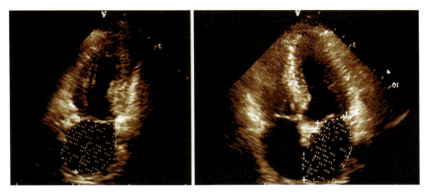

**Figura 7.2.** Medida do volume do átrio esquerdo pelo método dos discos biplanares no corte apical 2 e 4 câmaras. Fonte: arquivo do autor.

A velocidade de pico do jato da IT pode ser obtida por meio do Doppler contínuo nos cortes apical quatro câmaras ou paraesternal de via de entrada (Figura 7.3). É considerada anormal uma velocidade de pico acima de 2,8 m/s.

A função diastólica é considerada normal se mais da metade das variáveis acima se encontrarem dentro da normalidade. Por outro lado, a disfunção diastólica está presente se mais da metade dos parâmetros analisados forem anormais. A análise é considerada inconclusiva, ou função diastólica indeterminada, se metade dos parâmetros não estiverem anormais (Figura 7.4).

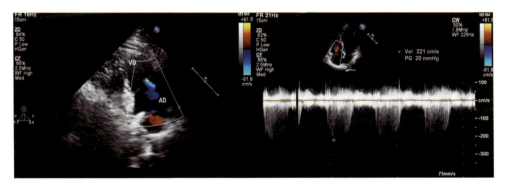

**Figura 7.3.** Corte paraesternal de via de entrada com medida do Doppler contínuo do refluxo tricúspide. Fonte: arquivo do autor.

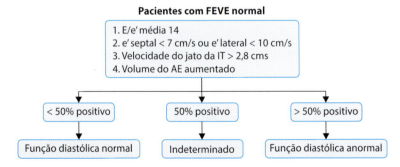

**Figura 7.4.** Avaliação da função diastólica em indivíduos com fração de ejeção do ventrículo esquerdo (FEVE) normal.

## Avaliação da Função Diastólica em Indivíduos com Disfunção Sistólica

A principal razão para se avaliar a função diastólica em indivíduos com disfunção sistólica é estimar a pressão de enchimento do VE. O estudo da dinâmica diastólica, nessas situações, tem início com a análise da relação das ondas de influxo mitral E/A e pode ser aplicado na ausência de fibrilação atrial, bloqueio do ramo esquerdo, marcapasso, prótese mitral ou doença valvar mitral significativa (estenose, calcificação anular ou insuficiência mais que moderadas).

Quando o influxo mitral mostra uma relação E/A ≤ 0,8 e a velocidade de pico da onda E ≤ 50 cm/s, podemos dizer que a pressão atrial esquerda é normal e nesse caso a disfunção diastólica é classificada como grau I. De outro modo, quando o padrão de enchimento ventricular mostrar uma relação E/A ≥ 2, a pressão atrial esquerda encontra-se elevada e a disfunção diastólica é classificada como grau III. É importante notar que em indivíduos jovens (< 40 anos), a relação E/A > 2 pode ser um achado normal e, portanto, outros sinais de disfunção diastólica devem estar presentes nesse grupo de indivíduos.

Quando se tem relação E/A ≤ 0,8 e velocidade de pico da onda E > 50 cm/s ou relação E/A > 0,8, mas < 2,0, outras três variáveis são necessárias para uma adequada avaliação da disfunção diastólica:
- Pico da velocidade do refluxo tricúspide pelo Doppler contínuo.
- Relação E/e'.
- Volume do átrio esquerdo indexado para a superfície corpórea.

A observação de velocidade de pico do jato de regurgitação tricúspide > 2,8 cm/s, relação E/e' > 14 e/ou volume do átrio esquerdo aumentado reforçam a estimativa de uma elevada pressão de enchimento do VE. Nos pacientes em que um dos três parâmetros anteriores não está presente, recomenda-se avaliar a relação velocidade máxima sistólica/velocidade máxima diastólica (S/D) do retorno venoso pulmonar. Nessa situação, razão S/D pulmonar < 1 é compatível com pressão de enchimento do VE elevada.

Se pelo menos dois dos três parâmetros anteriores estiverem normais, então a pressão atrial esquerda está dentro da normalidade e o paciente será classificado com disfunção diastólica grau I. Por outro lado, se dois ou mais dos parâmetros anteriores forem anormais, o paciente será classificado como disfunção diastólica do tipo II. O grau da disfunção diastólica não poderá ser determinado caso um parâmetro esteja indisponível e houver discrepância entre os dois únicos parâmetros analisáveis ou somente quando um dos parâmetros estiver disponível para análise (Figura 7.5).

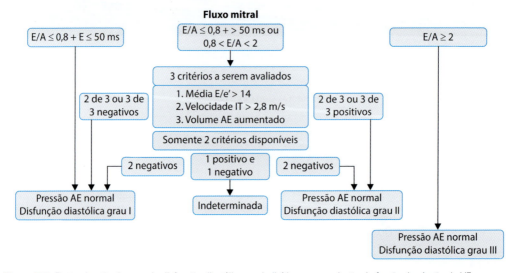

**Figura 7.5.** Determinação do grau de disfunção diastólica em indivíduos com redução da fração de ejeção do VE.

# Estimativa das Pressões de Enchimento do Ventrículo Esquerdo em Situações Específicas

## Cardiomiopatia hipertrófica

Uma abordagem extensiva é recomendada para a avaliação da função diastólica em pacientes com cardiomiopatia hipertrófica. Essa abordagem inclui a razão E/e', volume atrial esquerdo indexado, velocidade reversa do fluxo da veia pulmonar (Figura 7.6) e pico da velocidade do refluxo tricúspide. Em geral, essas variáveis têm modestas correlações com as pressões de enchimento se forem utilizadas isoladamente em pacientes com miocardiopatia hipertrófica, o que provavelmente está relacionado à variabilidade fenotípica, massa muscular e fisiologia obstrutiva. A avaliação da função diastólica nessa população fornece importante informação prognóstica. Em crianças com miocardiopatia hipertrófica, a relação E/e' septal prediz eventos adversos incluindo morte, parada cardiovascular e taquicardia ventricular. Há achados semelhantes em adultos com cardiomiopatia hipertrófica, o que mostra prognóstico desfavorável em pacientes com aumento do átrio esquerdo, relação E/e' anormal e padrão restritivo de enchimento.

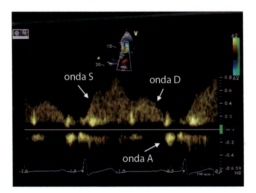

**Figura 7.6.** *Fluxo das veias pulmonares. S: Sistólica; D: Diastólica precoce; A: Contração atrial. Fonte: arquivo do autor.*

## Cardiomiopatias restritivas

Cardiomiopatias restritivas são um grupo heterogêneo de doenças do miocárdio que inclui cardiomiopatia restritiva idiopática, amiloidose cardíaca e sarcoidose. Nos estágios iniciais da amiloidose, a disfunção diastólica pode variar de grau I com relaxamento alterado e pressões de enchimento normais até disfunção diastólica grau II. Os estágios avançados da cardiomiopatia restritiva são caracterizados por um padrão típico de fisiologia restritiva com relação E/A > 2,5, tempo de desaceleração da onda E < 150 ms, tempo de relaxamento isovolumétrico < 50 ms, redução da velocidade da onda e' septal e lateral (3 a 4 cm/s), E/e' > 14 e importante aumento do volume atrial esquerdo (> 50 mL/m$^2$).

## Estenose mitral

Nessa condição, a velocidade do fluxo transmitral e da dinâmica anular são determinadas pela gravidade da doença valvar e, portanto, têm importância limitada como indicadores de disfunção diastólica. Tipicamente, pacientes com estenose mitral tem pressão de enchimento do VE normal ou reduzida. Entretanto uma estimativa semiquantitativa da pressão atrial esquerda pode ser fornecida por meio das variáveis Doppler utilizadas na diástole precoce e tardia. Quanto menor o tempo de relaxamento isovolumétrico e maior a velocidade de pico da onda E, maior será a pressão diastólica inicial no átrio esquerdo. Do mesmo modo, a pressão atrial estará elevada na diástole tardia se a velocidade de pico da onda A for > 1,5 m/s. O intervalo de tempo entre o início da onda E e a onda e' pode ser aplicado para estimar as pressões de enchimento em pacientes com doença valvar mitral. Na presença de alteração do relaxamento do VE, a velocidade da onda e' não está somente reduzida, mas também tem seu início tardio. Por outro lado, a relação E/e' não é útil nas situações de estenose mitral ou calcificação do anel mitral (Figura 7.7).

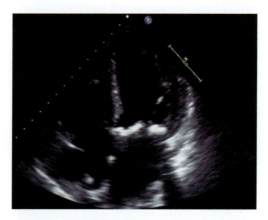

**Figura 7.7.** *Calcificação do anel mitral. Fonte: arquivo do autor.*

## Insuficiência mitral

Insuficiência mitral tanto moderada como importante leva à elevação da velocidade da onda E mitral e redução da velocidade da onda S das veias pulmonares – e, portanto, redução da razão S/D no fluxo venoso pulmonar. As alterações Dopplerfluxométricas observadas na regurgitação mitral importante se assemelham à disfunção diastólica avançada, exceto quanto à diferença da duração entre a onda A pulmonar e a onda A mitral. Em pacientes já com disfunção sistólica do VE, o aumento da razão E/e' tem relação direta com o aumento da pressão intra-atrial esquerda e é um fator preditor de mortalidade e hospitalização. Por outro lado, a relação E/e' não parece ter significado em pacientes com refluxo mitral e fração de ejeção do VE normal. O tempo de relaxamento isovolumétrico (TRIV) e a razão TRIV/intervalo E-e' têm uma correlação significativa com a pressão capilar pulmonar, independentemente do valor da fração de ejeção do VE (Figura 7.8).

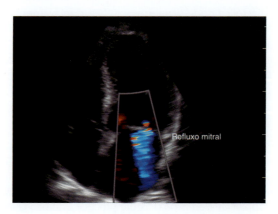

**Figura 7.8.** *Refluxo mitral importante em corte apical 4 câmaras. Fonte: arquivo do autor.*

## Fibrilação atrial

Em pacientes com fibrilação atrial, a avaliação Dopplerfluxométrica do VE é limitada pela variabilidade do ciclo cardíaco, pela ausência de atividade atrial organizada e pelo aumento do átrio esquerdo independentemente do aumento das pressões de enchimento do VE. Em geral, quando a fração de ejeção do VE está reduzida em pacientes com fibrilação atrial, valor do tempo de desaceleração da onda E ≤ 160 ms demonstra boa acurácia para o diagnóstico de aumento das pressões diastólicas do VE, bem como é um preditor de eventos adversos. Outros parâmetros Dopplerfluxométricos que podem sem utilizados nessa população incluem o TRIV ≤ 65 ms, tempo de desaceleração da onda D das veias pulmonares ≤ 220 ms e E/e' ≥ 11. É recomendado que seja utilizada a média de 10 ciclos cardíacos para a aquisição dessas medidas (Figura 7.9).

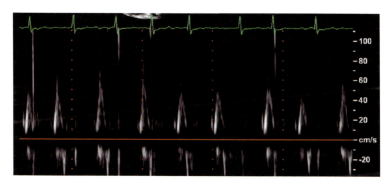

**Figura 7.9.** *Doppler mitral em um paciente com fibrilação atrial. Fonte: arquivo do autor.*

## Transplante cardíaco

Há vários fatores que influenciam a função diastólica do coração transplantado. O coração recebido não tem inervação, o que leva a taquicardia sinusal com reduzida variabilidade da frequência cardíaca e à fusão das ondas de influxo mitral. Além do mais, a função biatrial pode estar reduzida devido à anastomose cirúrgica entre o coração do receptor e do doador. Padrão de enchimento restritivo é usualmente observado, mesmo em pacientes com função diastólica normal, já que o coração do doador é com frequência proveniente de indivíduos jovens. Esse achado é mais pronunciado nas primeiras semanas da cirurgia e pode mudar ao longo do acompanhamento. Do mesmo modo, as velocidades teciduais do miocárdio estão baixas nas primeiras semanas de pós-operatório e tendem a aumentar nos meses seguintes.

## Neonatos e lactentes

As velocidades dos fluxos cardíacos variam de modo significativo com o aumento da idade e da superfície corpórea. A maturação das fibras miocárdicas é um processo lento que perdura por meses após o nascimento. Desse modo, valores de normalidade dos parâmetros diastólicos devem levar em conta a idade do neonato e do lactente. Mais desafiador ainda é a avaliação em neonatos pré-termos ou de baixo peso, nos quais esses parâmetros apresentam valores discordantes em diferentes estudos. Outra limitação do período neonatal é a alta frequência cardíaca, o que contribui para a dificuldade de estimativa da função diastólica, e sobretudo inviabilizando sua graduação.

O valor pico da onda E, que representa a fase de enchimento rápido diastólica e corresponde a mudanças na pré-carga e relaxamento ventricular, é baixo nas primeiras semanas de vida, mas tende a subir após os primeiros meses. O valor pico da onda A, que representa a fase ativa e se correlaciona à complacência ventricular e à contração atrial, é mais alto nas primeiras semanas de vida, regredindo após o primeiro mês. Consequentemente, a relação E/A costuma ser < 1 em neonatos pré-termos e próxima a 1 nos neonatos a termo. A maioria dos estudos mostra estabilização progressiva das ondas E e A, e consequentemente da relação E/A, por volta do segundo ou terceiro ano de vida, com comportamento semelhante ao adulto jovem a partir de então.

As velocidades miocárdicas diastólicas precoce (onda e') e tardia (onda a') são maiores na parede lateral que septal e nos segmentos basais que nos apicais, como nos adultos. Ambas são menores em neonatos e lactentes, e mais deprimidas no lado tricúspide que no mitral, com inversão da relação e'/a' e progressiva normalização no primeiro ano de vida. A relação E/e' também é maior em neonatos que em crianças maiores de 3 anos. Ocorre um aumento progressivo das ondas e' e a' até os 10 anos de idade, com estabilização a partir dessa idade. Novos métodos de avaliação diastólica miocárdica, como o *strain* e o *strain rate*, têm sido pesquisados na vida fetal e nas primeiras semanas de vida, com resultados peculiares. Porém mais estudos ainda são necessários para a plena utilização dessas novas técnicas.

## Conclusão

Nomogramas pediátricos para avaliação da função diastólica são heterogêneos e limitados. Em que pese aspectos peculiares à população pediátrica, os parâmetros ecodopplercardiográficos utilizados para a população adulta podem ser extrapolados às crianças a partir dos 3 anos de idade, sobretudo em faixas etárias mais altas, e utilizando como referência a primeira faixa etária adulta.

Na faixa neonatal e de lactentes, que apresentam frequência cardíaca mais elevada e maturação e crescimento do coração mais pronunciado, a avaliação de fluxo pelas valvas atrioventriculares – parâmetro mais frequentemente utilizado em adultos – deve ser interpretada em conjunto com parâmetros do fluxo venoso pulmonar para análise completa da função diastólica. A incorporação de novos parâmetros que incluem a deformação miocárdica diastólica parece promissora, porém demanda maiores estudos para consolidação de seu uso.

### Leitura Sugerida

1. Bocchi EA, Marcondes-Braga FG, Ayub-Ferreira SM, Rohde LE, Oliveira WA, Almeida DR, et al. Sociedade Brasileira de Cardiologia. III Diretriz Brasileira de Insuficiência Cardíaca Crônica. Arq Bras Cardiol. 2009;93(1 supl.1):1-71.
2. Ponikowski P, Voors AA, Anker SD, Bueno H, Cleland JGF, Coats AJS, et al. 2016 ESC Guidelines for the diagnosis and treatment of acute and chronic heart failure: The Task Force for the diagnosis and treatment of acute and chronic heart failure of the European Society of Cardiology (ESC). Developed with the special contribution of the Heart Failure Association (HFA) of the ESC. Eur Heart J. 2016;37(27):2129-200.
3. Nagueh SF, Appleton CP, Gillebert TC, Marino PN, Oh JK, Smiseth OA, et al. Recommendations for the Evaluation of Left Ventricular Diastolic Function by Echocardiography. J Am Soc Echocariogr. 2009;22(2):107-33.
4. Caballero L, Kou S, Dulgheru R, Gonjilashvili N, Athanassopoulos GD, Barone D, et al. Echocardiographic reference ranges for normal cardiac Doppler data: results from the NORRE Study. Eur Heart J Cardiovasc Imaging. 2015;16(9):1031-41.
5. Cantinotti J, Lopez L. Nomograms for blood flow and tissue doppler velocities to evaluate diastolic function in children: a critical review. J Am Soc Echocardiogr. 2013;26:126-41.
6. O'Leary PW. Pediatric diastology: use and limitations of Doppler echocardiography in the evaluation of ventricular diastolic function in children. Prog Pediatr Cardiol. 1999;10:83-93.
7. Eidem BW, McMahon CJ, Cohen RR, Wu J, Finkelshteyn I, Kovalchin JP, et al. Impact of cardiac growth on Doppler tissue imaging velocities: a study in healthy children. J Am Soc Echocardiogr. 2004;17:212-21.
8. Nagueh SF, Smiseth OA, Appleton CP, Byrd III BF, Dokainish H, Edvardsen T, et al. Recommendations for the evaluation of left ventricular diastolic function by echocardiography: An update from the American Society of Echocardiography and the European Association of Cardiovascular Imaging. J Am Soc Echocardiogr. 2016;29:277-314.
9. Taggart NW, Cetta F, O'Leary PW, Seward JB, Eidem BW. Left atrial volume in children without heart disease and in those with ventricular septal defect or patent ductus arteriosus or hypertrophic cardiomyopathy. Am J Cardiol. 2010;106(10):1500-4.
10. Nagueh SF, Bhatt R, Vivo RP, Krim SR, Sarvari SI, Russell K, et al. Echocardiographic evaluation of hemodynamics in patients with decompensated systolic heart failure. Circ Cardiovasc Imaging. 2011;4:220-7.

11. Nagueh SF, Lakkis NM, Middleton KJ, Spencer WH, Zoghbi WA, Quiñones MA. Doppler estimation of left ventricular filling pressures in patients with hypertrophic cardiomyopathy. Circulation. 1999;99:254-61.
12. McMahon CJ, Nagueh SF, Pignatelli RH, Denfield SW, Dreyer WJ, Price JF, et al. Characterization of left ventricular diastolic function by tissue Doppler imaging and clinical status in children with hypertrophic cardiomyopathy. Circulation. 2004;109:1756-62.
13. Biagini E, Spirito P, Rocchi G, Ferlito M, Rosmini S, Lai F, et al. Prognostic implications of the Doppler restrictive filling pattern in hypertrophic cardiomyopathy. Am J Cardiol. 2009;104:1727-31.
14. Choi JH, Choi JO, Ryu DR, Lee SC, Park SW, Choe YH, et al. Mitral and tricuspid annular velocities in constrictive pericarditis and restrictive cardiomyopathy: Correlation with pericardial thickness on computed to- mography. JACC Cardiovasc Imaging. 2011;4:567-75.
15. Diwan A, McCulloch M, Lawrie GM, Reardon MJ, Nagueh SF. Doppler estimation of left ventricular filling pressures in patients with mitral valve disease. Circulation. 2005;111:3281-9.
16. Rossi A, Cicoira M, Golia G, Anselmi M, Zardini P. Mitral regurgitation and left ventricular diastolic dysfunction similarly affect mitral and pulmonary vein flow Doppler parameters: the advantage of end-diastolic markers. J Am Soc Echocardiogr. 2001;14:562-8.
17. Bruch C, Stypmann J, Gradaus R, Breithardt G, Wichter T. Usefulness of tissue Doppler imaging for estimation of filling pressures in patients with primary or secondary pure mitral regurgitation. Am J Cardiol. 2004;93: 324-8.
18. Bruch C, Klem I, Breithardt G, Wichter T, Gradaus R. Diagnostic usefulness and prognostic implications of the mitral E/E' ratio in patients with heart failure and severe secondary mitral regurgitation. Am J Cardiol. 2007;100:860-5.
19. Temporelli PL, Scapellato F, Corr a U, Eleuteri E, Imparato A, Giannuzzi P. Estimation of pulmonary wedge pressure by transmitral Doppler in patients with chronic heart failure and atrial fibrillation. Am J Cardiol. 1999;83:724-7.
20. Nagueh SF, Kopelen HA, Quiñones MA. Assessment of left ventricular filling pressures by Doppler in the presence of atrial fibrillation. Circulation. 1996;94:2138-45.
21. Valantine HA, Appleton CP, Hatle LK, Hunt SA, Billingham ME, Shumway NE, et al. A hemodynamic and Doppler echocardiographic study of ventricular function in long-term cardiac allograft recipients. Etiology and prognosis of restrictive--constrictive physiology. Circulation. 1989;79:66-75.
22. Kozák-Bárány A, Jokinen E, Saraste M, Tuominen J, Välimäki I. Development of left ventricular systolic and diastolic function in preterm infants during the first month of life: a prospective follow-up study. J Pediatr. 2001;139:539-45.
23. Maskatia SA, Pignatelli RH, Ayres NA, Altman CA, Sangi-Haghpeykar H, Lee W. Fetal and neonatal diastolic myocardial strain rate: normal reference ranges and reproducibility in a prospective, longitudinal cohort of pregnancies. J Am Soc Echocardiogr. 2016;29:663-9.

# Capítulo 8

# Avaliação do Pericárdio e Pericardiocentese

Guilherme Casale
Marcelo Campos Vieira
Heloisa Amaral Gaspar Gonçalves

## Introdução

O pericárdio é uma estrutura formada por duas camadas: o pericárdio visceral, membrana formada por células mesoteliais e fibras de colágenos aderidas à superfície do epicárdio; e o parietal, membrana fibrosa acelular que envolve a maior parte do coração. Essas membranas são separadas por uma mínima quantidade de líquido seroso de até 50 mL e apresentam espessura normal de até 2 mm, sendo muitas vezes difícil definir o real tamanho do pericárdio pela ecocardiografia.

Além de manter o coração fixo na caixa torácica, por meio de ligamentos com o diafragma, o esterno e outras estruturas, o pericárdio proporciona proteção contra infecções, evita atrito entre o coração e estruturas vizinhas e previne a dilatação aguda das câmaras cardíacas (principalmente das câmaras direitas). O pericárdio não é essencial para manutenção da vida, mesmo tendo o importante papel mencionado acima. Algumas crianças apresentam agenesia dessa estrutura e mantêm uma vida saudável, muitas vezes, assintomáticas.

As doenças que afetam o pericárdio podem ser locais ou sistêmicas, sendo as principais: pericardite (aguda, subaguda ou crônica), derrame pericárdico, tamponamento cardíaco e massas no pericárdio.

Na emergência, o tamponamento cardíaco é o acometimento pericárdico mais grave, coloca a vida em risco iminente e, portanto, necessita de intervenção imediata. Assim, aprender avaliar a gravidade do derrame pericárdico e intervir de maneira correta, no momento certo, são características essenciais para uma boa prática médica.

A seguir abordaremos o derrame pericárdico e o tamponamento cardíaco.

## Etiologia

As principais etiologias do derrame pericárdico foram resumidas na Tabela 8.1.

**Tabela 8.1. Causas de derrame pericárdico**

| Inflamatória | Endócrina/Metabólica | Condições que mimetizam derrame pericárdico |
|---|---|---|
| Infecciosa | Uremia | Derrame pleural |
| Autoimune | Mixedema | Gordura pericárdica |
| Neoplasia | Radiação terapêutica | Pseudoaneurisma do ventrículo esquerdo |
| Trauma/iatrogenia/cirurgia | Infarto do miocárdio | Cisto pericárdico |
| Estados hipervolêmicos<br>• insuficiência cardíaca<br>• cirrose | Idiopático | |
| Desnutrição* | | |

*88% das crianças, que superam a desnutrição, apresentam regressão completa do derrame pericárdico.

## Fisiopatologia

Na fisiologia normal, durante a inspiração, ocorre diminuição da pressão intratorácica e, consequentemente, aumenta o retorno sanguíneo para as câmaras direitas do coração. Esse volume sanguíneo aumentado é acomodado e ejetado para a circulação pulmonar durante a sístole ventricular.

No tamponamento cardíaco, o aumento do líquido intrapericárdico supera a pressão no interior das câmaras cardíacas, o que diminui a complacência dessas câmaras para acomodar o volume sanguíneo. Na inspiração, ocorre deslocamento do septo interventricular para a esquerda pela dificuldade das câmaras direitas acomodarem o volume sanguíneo que retorna ao coração e, por conseguinte, reduz o enchimento diastólico das câmaras esquerdas. Na expiração, como a pressão nas câmaras esquerdas se sobressai à pressão das câmaras direitas, ocorre deslocamento do septo para a direita, reduzindo o enchimento do ventrículo direito que, consequentemente, diminui o débito cardíaco sistêmico (fenômeno da interdependência cardíaca que se manifesta clinicamente como pulso paradoxal).

## Apresentação Clínica

A velocidade de acúmulo de líquido no espaço pericárdico é o principal determinante das manifestações clínicas. Um enchimento rápido, mesmo com pequena quantidade de líquido, pode causar um aumento acentuado da pressão intrapericárdica e clínica de tamponamento cardíaco. Em contrapartida, grande volume pericárdico, quando acumulado paulatinamente, pode não causar sintomas.

Os sintomas mais proeminentes do derrame pericárdico são dispneia, dor torácica, ortopneia e plenitude gástrica. Além disso, pode haver compressão das estruturas vizinhas, causando disfagia, rouquidão, náuseas e soluços.

Já o tamponamento cardíaco tem uma gama de manifestações dependendo da velocidade de instalação, sendo o choque cardiogênico por baixo débito a apresentação mais exuberante.

A tríade de Beck é composta por hipotensão arterial, estase jugular e abafamento de bulhas e ocorre em uma minoria dos casos, demonstra instabilidade hemodinâmica grave decorrente de aumento rápido da pressão intrapericárdica por acúmulo de líquido, trata-se de um evento tardio e de rápida evolução ao colapso cardiocirculatório se não tratada.

Em alguns casos, a clínica de tamponamento cardíaco pode estar mascarada por hipovolemia intensa sobreposta, sendo necessária reanimação volêmica agressiva para o aparecimento dos sinais de tamponamento.

- O tamponamento cardíaco não tem correlação direta com o volume do derrame pericárdico, pois depende essencialmente da velocidade de acúmulo de líquido. Pequenos volumes acumulados rapidamente (p. ex., trauma) podem causar tamponamento, enquanto grandes volumes (p. ex., pacientes oncológicos) podem ser bem tolerados sem repercussão hemodinâmica.
- A tríade de Beck é um evento tardio, que precede o colapso cardiocirculatório se nenhuma medida para redução da pressão intrapericárdica for realizada.

## Classificação

O derrame pericárdico classificado de acordo com seu volume tem muitas controvérsias na literatura, porém podemos adotar em pacientes adultos as seguintes medidas aproximadas:
- Mínimo: quando a maior quantidade de líquido na diástole mede menos que 10 mm, localizado (podendo ser fisiológico).
- Discreto: lâmina de 10-15 mm (< 100 mL) ocupando toda a circunferência cardíaca.
- Moderado: 15-20 mm (100-500 mL).
- Importante: > 20 mm (> 500 mL).

A Figura 8.1 exemplifica derrame pericárdico importante.

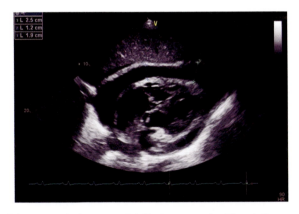

**Figura 8.1.** *Corte subcostal demonstrando derrame pericárdico importante (> 20 mm). Fonte: arquivo do autor.*

A classificação de acordo com a espessura do derrame não é recomendada em pediatria. Utilizamos uma classificação visual que chamamos de derrame pericárdico pequeno aquele que não circunda todo o coração; derrame moderado aquele que circunda todo o coração podendo ser identificado em todas as janelas ecocardiográficas e derrame pericárdico importante aquele que circunda todo o coração e visualmente chama a atenção por apresentar volume significante de líquido acumulado.

O derrame pericárdico pode ainda ser classificado em:
- Agudo: < 1 semana.
- Subagudo: entre 1 semana e 3 meses.
- Crônico: > 3 meses, associado a baixas pressões e maior tolerância clínica pelo paciente.

## Diagnóstico

O diagnóstico de tamponamento cardíaco é clínico e, por ser uma condição ameaçadora da vida e causa de parada cardiorrespiratória, deve ser, apenas quando possível, confirmado por exames complementares.

Eletrocardiograma: pode estar normal. Há duas alterações mais características no tamponamento cardíaco: a redução da voltagem nas derivações (< 0,5 mV nas derivações do plano frontal e < 1 mV nas derivações precordiais), que é um achado inespecífico e a alternância elétrica que é um achado mais específico (Figura 8.2).

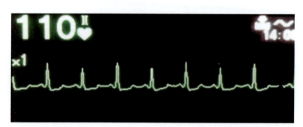

**Figura 8.2.** Alternância elétrica no traçado da cardioscopia. Fonte: arquivo do autor.

- Radiografia de tórax: demonstra a partir dos derrames moderados a importantes, um aumento anteroposterior da silhueta cardíaca, tornando-se mais arredondada ("coração em moringa").
- Tomografia e ressonância magnética: são úteis na caracterização e quantificação do derrame pericárdico, principalmente nos casos atípicos e de difícil definição pela ecocardiografia, porém nenhuma delas é indicada nos pacientes que necessitam de intervenção ou suporte terapêutico imediato.
- Ecocardiografia: é o método de imagem mais importante na avaliação do derrame pericárdico e na sua relação com as repercussões ocorridas nas câmaras cardíacas ao tamponamento cardíaco.

Na avaliação do ecocardiograma bidimensional transtorácico, podemos encontrar:
- Colapso sistólico do átrio direito (AD): é um dos sinais mais sensíveis para o diagnóstico de tamponamento cardíaco e ocorre quando a pressão intrapericárdica ultrapassa a pressão sistólica do AD, demonstrado com inversão de sua parede livre por mais de um terço do intervalo sistólico (Figura 8.3).
- Colapso diastólico do ventrículo direito (VD): é um sinal mais específico do que o colapso do AD para o diagnóstico de tamponamento cardíaco. Ocorre quando a pressão intrapericárdica excede a pressão diastólica do VD. Algumas alterações, como hipertensão pulmonar acentuada e doenças infiltrativas do miocárdio do VD, podem aumentar de tal sorte a pressão no interior da câmara, que não ocorre inversão da parede livre, sendo essencial o uso de vários parâmetros para a conclusão diagnóstica (Figura 8.3).
- Colapso sistólico do átrio esquerdo.
- Alterações recíprocas nos volumes ventriculares: alterações dos volumes ventriculares de acordo com a fase do ciclo respiratório, em decorrência da interdependência ventricular (explicitada no item fisiopatologia desse capítulo).
- Dilatação da veia cava: ausência de alteração do diâmetro com a respiração. É um parâmetro muito sensível e pouco específico para o diagnóstico de tamponamento cardíaco e reflete a pressão aumentada do AD.
- Coração hipercinético e oscilante: por causa do baixo débito cardíaco ocorrido nessa patologia, ocorre aumento da frequência cardíaca e deslocamento do eixo do coração a cada batimento (*swingging heart*) (Figura 8.4).

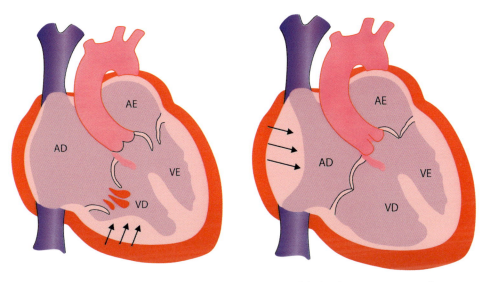

**Figura 8.3.** Demonstração do colapso do ventrículo e do átrio direitos na dinâmica do tamponamento cardíaco.

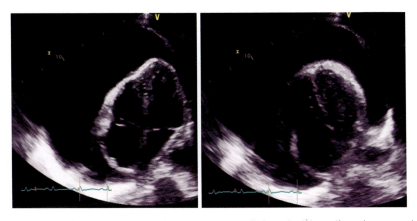

**Figura 8.4.** Plano apical 4 câmaras do mesmo paciente em momentos distintos do ciclo cardíaco, demonstrando a oscilação cardíaca no interior do derrame pericárdico (swingging heart). Fonte: arquivo do autor.

- Doppler tecidual: diminuição da velocidade anular mitral diastólica precoce (e') no tamponamento cardíaco.
- Pseudo-hipertrofia do ventrículo esquerdo: ocorre espessamento das paredes do coração por congestão venosa.

Na avaliação da variação no fluxo Doppler com a respiração, temos:
- Diminuição de > 25% na velocidade da onda E do influxo mitral com a inspiração.
- Diminuição de > 40% na velocidade da onda E do influxo tricúspide com a expiração.
- Aumento da reversão do fluxo diastólico das veias hepáticas durante a expiração.
- Aumento do tempo de relaxamento isovolumétrico do lado esquerdo do coração na inspiração.
- Diminuição da velocidade nas veias pulmonares durante a inspiração.

A indicação do ecocardiograma transesofágico na avaliação do derrame pericárdico/tamponamento cardíaco está limitado a algumas condições especiais:
- Janela do ecocardiograma transtorácico limitada para a avaliação.

- Avaliação de derrame loculado posterior.
- Pós-pericardiectomia.
- Quando há suspeita de derrame pericárdico secundário à dissecção de aorta.

- Os achados ecocardiográficos descritos neste capítulo demonstram a existência de restrição de enchimento das câmaras cardíacas, no entanto, o diagnóstico de tamponamento cardíaco é obrigatoriamente clínico e nunca deve ser realizado exclusivamente baseado no exame de ecocardiograma.

## Tratamento

O tamponamento cardíaco é uma condição ameaçadora à vida, sendo necessária abordagem rápida para o retorno da estabilidade hemodinâmica do paciente. Inicialmente, pode-se realizar hidratação vigorosa, para aumentar a pressão intracardíaca e diminuir a diferença de pressão entre as câmaras cardíacas e o pericárdio, e iniciar substâncias vasoativas, a fim de garantir pressão de perfusão corporal.

A terapia de escolha na abordagem do derrame pericárdico depende da condição clínica do paciente, já que a apresentação clínica varia de assintomático a colapso cardiovascular.

Em casos de derrame crônico e paciente com condições de transporte, a terapia mais indicada é a abordagem cirúrgica com realização de biópsia pericárdica, já que é possível a inserção de dreno pericárdico e coleta de material para análise diagnóstica. Os exames mais importantes podem ser observados na Tabela 8.2.

**Tabela 8.2. Principais análises solicitadas do líquido pericárdico.**

| |
|---|
| Proteínas totais e frações |
| Glicemia |
| BAAR e ADA (para investigação de tuberculose) |
| DHL (desidrogenase láctica) |
| Sorologias (principalmente HIV) |
| Citologia oncótica e marcadores tumorais |
| Culturas (bactérias, fungos) |
| PCR para investigação de vírus (em casos selecionados) |

Entretanto, dependendo da gravidade e o risco de morte iminente do paciente, a realização de pericardiocentese imediata mostra-se imperativa na emergência. As principais indicações e contraindicações são demonstradas nas Tabelas 8.3 e 8.4.

**Tabela 8.3. Principais indicações para realização de pericardiocentese**

| Adultos | Pediatria |
|---|---|
| Tamponamento cardíaco | Pulso paradoxal > 12 mmHg |
| Derrame pericárdico > 20 mm (alto risco de tamponamento súbito) | Diminuição da perfusão periférica e do pulso periférico com frequência cardíaca > percentil 95 |
| Instabilidade hemodinâmica apesar de reanimação volêmica e uso de substâncias vasoativas | Pressão arterial sistólica < 5° percentil para a idade |

**Tabela 8.4. Principais contraindicações para a realização da pericardiocentese**

| Absolutas | Relativas |
|---|---|
| Dissecção de aorta Stanford A com hemopericárdio | Coagulopatias |
| Ruptura da parede livre do ventrículo após infarto agudo do miocárdio | Anticoagulação |
| Trauma torácico grave recente | Trombocitopenia < 50.000/mm$^3$ |
| Hemopericárdio iatrogênico quando não for possível garantir o controle do sangramento por via percutânea | Derrame pericárdico pequeno, posterior e loculado de difícil abordagem |

O uso do ecocardiograma durante a realização da pericardiocentese é bem estabelecido, seguro e efetivo tanto para adultos quanto para crianças, inclusive em derrames loculados, sendo capaz de reduzir significativamente as complicações relacionadas a pericardiocentese. A fluoroscopia também pode ser utilizada para auxiliar na realização do procedimento, porém não houve superioridade em relação ao ecocardiograma.

Vale ressaltar que crianças pequenas podem apresentar comprometimento hemodinâmico com pequena quantidade de derrame pericárdico, ocorrendo uma pequena separação entre a efusão e o miocárdio. Desse modo, o uso do ecocardiograma é essencial para a visualização em tempo real da progressão da agulha, diminuindo significativamente a lesão miocárdica.

- A pericardiocentese à beira leito deve ser realizada apenas em caso de instabilidade clínica que não permita a realização do procedimento de maneira eletiva em ambiente de centro cirúrgico.
- O ecocardiograma é capaz de reduzir as complicações da pericardiocentese quando comparada à punção às cegas (punção de Marfan).

## Técnica da pericardiocentese

A punção pode ser realizada por via subxifóidea, transapical e paraesternal, dependendo da localização e facilidade em visualizar o derrame e a introdução da agulha pelo ecocardiograma. Sempre que possível, utilizar técnica estéril e realizar botão anestésico local com lidocaína 2%, sem vasoconstritor, antes do procedimento.

Nos adultos, a principal abordagem é pela região subxifóidea com a agulha em aspiração direcionada ao ombro esquerdo (acrômio), em um ângulo de 45º com a pele, até saída de líquido pericárdico no aspirado da seringa (Figura 8.5). Normalmente, a saída de 50 mL é suficiente para reestabelecer a estabilidade do paciente. Caso seja optado por manter um cateter no pericárdio, manter um débito diário máximo de 50 mL/dia.

Nas crianças, além da punção pela região subxifoide, pode-se considerar a janela paraesternal, uma vez que essa exclui o risco de perfuração das estruturas abdominais como fígado e alças intestinais, e propicia melhor visualização do coração e derrame em muitos casos (Figura 8.6). Após técnica estéril e analgesia local, deve-se colocar o paciente em Tredelenburg reversa discreta e introduzir a agulha, de calibre 14-18, de modo lento e sempre guiada pelo ecocardiograma, a 90º com a pele, no quinto espaço intercostal na borda esternal esquerda, interrompendo sua progressão imediatamente à saída de líquido pericárdico. Pode-se realizar apenas a punção ou proceder a dilatação para implantar um cateter de drenagem.

A punção transapical tem elevado risco de arritmia e não é indicada em situações de emergência.

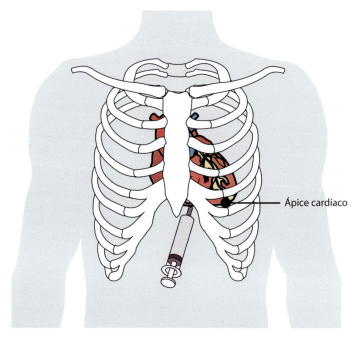

**Figura 8.5.** Posicionamento para pericardiocentese na posição subcostal/subxifoide.

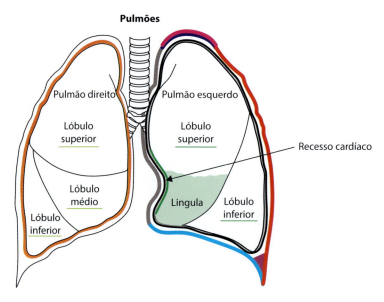

**Figura 8.6.** Posição de punção paraesternal no recesso cardíaco da pleura no 5° espaço intercostal.

Todo procedimento pode ter complicações, algumas vezes graves, sendo as principais relacionadas a pericardiocentese:
- Punção acidental do ventrículo direito, vasos ou fígado.
- Pneumotórax (principalmente na punção paraesternal).

- Complicações por sangramento: hemoperitônio, hemopericárdio e hematoma hepático.
- Embolia gasosa.
- Pseudoaneurisma do ventrículo direito.
- Fístula entre a cavidade abdominal e o ventrículo direito.

## Leitura Sugerida

1. Abrão FC, Bibas BJ, Pêgo-Fernandes PM, Jatene FB. Utilidade da pericardioscopia no diagnóstico de derrame pericárdico. Arq Bras Cardiol. 2010;94(5).
2. Adler Y, Charron P, Imazio M, Badano L, Esquivias GB, Bogaert J, et al. ESC Guidelines for the diagnosis and management of pericardial diseases. European Heart Journal. 2015;36, 2921–2964.
3. Bagri NK, et al. Pericardial effusion in children: Experience from Tertiary Care Center in Northern India. Indian Pediatrics. 2014;51, 211-213.
4. Braunwald E, Zipes DP, Bonow RO. Braunwald. Tratado de doenças cardiovasculares. 9. ed. Rio de Janeiro: Elsevier, 2013.
5. Imazio M, Adler Y. Management of pericardial effusion. European Heart Journal. 2013. 21 April 2013;34(16):1186–1197.
6. Law MA, Borasino S, Kalra Y, Alten JA. Novel, long-axis in-plane ultrasound-guided pericardiocentesis for postoperative pericardial effusion drainage. Pediatric Cardiology. 2016, Oct;37(7):1328-33.
7. Molkara D, Yarden ST, El-Said H, Moore JW. Pericardiocentesis of noncircumferential effusions using nonstandard catheter entry sites guided by echocardiography and fluoroscopy. Congenit Heart Dis. 2011 Sep-Oct;6(5):461-5.
8. Montera MW; Mesquita ET; Colafranceschi AS; Oliveira Junior AM; Rabischoffsky A; Ianni BM, et al. Sociedade Brasileira de Cardiologia. I Diretriz Brasileira de Miocardites e Pericardites. Arq Bras Cardiol 2013; 100(4 supl. 1): 1-36.
9. Orbach A, Schliamser JE, Flugelman MY, Zafrir B. Contemporary evaluation of the causes of cardiac tamponade: Acute and long-term outcomes. Cardiol J. 2016;23(1):57-63.
10. Otto CM. Fundamentos de ecocardiografia clínica. 5. ed. Rio de Janeiro: Elsevier, 2014.
11. Rachid et al. Derrame pericárdico com tamponamento cardíaco como forma de apresentação de hipotireoidismo primário. Arq Bras Cardiol. 2002;78(6):580-2.
12. Rigby ML. Best practice critical cardiac care in the neonatal unit. Early Hum Dev. 2016 Nov;102:5-11. .
13. Soeiro AIM, et al. Manual de condutas da emergência do Incor: cardiopneumologia. Manole, 2017.Stone CK, Humphries LR, Drigalla D, Stepahn M. Current - Emergências pediátricas: Diagnóstico e tratamento. Lange, 2014.
14. Tsang TS, Enriquez-Sarano M, Freeman WK, Barnes ME, Sinak LJ, Gersh BJ, et al. Consecutive 1127 therapeutic echocardiographically guided pericardiocenteses: clinical profile, practice patterns, and outcomes spanning 21 years. Mayo Clin Proc. 2002;77:429-36.
15. Tsang TS, Enriquez-Sarano M, Freeman WK, Barnes ME, Sinak LJ, Gersh BJ, et al. Consecutive 1127 therapeutic echocardiographically guided pericardiocenteses: clinical profile, practice patterns, and outcomes spanning 21 years. Mayo Clin Proc. 2002;77:429-36.

# Avaliação da Responsividade a Fluidos

Capítulo 9

Heloisa Amaral Gaspar Gonçalves

Uma rotina desafiadora no manejo do paciente crítico é a identificação e o tratamento dos pacientes com hipoperfusão tecidual, na tentativa de evitar a disfunção orgânica.

A reanimação volêmica é a primeira linha na terapêutica da falência circulatória e tem como objetivo aumentar o débito cardíaco (DC) e restaurar a perfusão tecidual. No entanto, atualmente está bem estabelecido que a sobrecarga hídrica tem consequências deletérias, como aumento do tempo de ventilação mecânica, do tempo de internação e em última instância aumento de mortalidade.

O efeito benéfico da expansão volêmica (aumento do DC e da oferta de oxigênio tecidual) deve ser ponderado considerando o risco dos efeitos deletérios de edema tecidual e congestão pulmonar. Na terapêutica fluídica, bem como em qualquer outra terapêutica, deve-se evitar a subdose e a *overdose* (sobredose). Diversos estudos demonstram que apenas 50% dos indivíduos com instabilidade hemodinâmica são fluidorresponsivos, ou seja, são capazes de aumentar em 10-15% o DC frente à infusão de fluidos e, por esse motivo, identificar quem são os indivíduos fluidorresponsivos é fundamental.

A fluidorresponsividade pode ser explicada pela fisiologia cardiovascular. De acordo com a função sistólica ventricular, a relação entre pré-carga e volume sistólico (curva de Frank-Starling) pode apresentar-se de diferentes formas (Figura 9.1). Quando a função ventricular encontra-se na parte ascendente da curva (A), pequenos incrementos na pré-carga geram significativo aumento do volume sistólico (VS), ao passo que na parte plana da curva (B), grandes aumentos de pré-carga não são capazes de promover aumento no VS e desse modo geram estase venosa e seus efeitos deletérios.

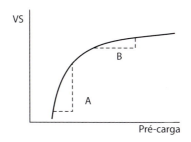

**Figura 9.1.** *Curva de Frank Starling. A: Parte ascendente da curva indicando fluidorresponsividade. B: Parte plana da curva indicando ausência de fluidorresponsividade. VS: volume sistólico.*

Quando a perda volêmica não é algo clinicamente evidente, prever a responsividade a fluidos do paciente é um desafio. Por muitas décadas se utilizou a pressão venosa central (PVC) com tal objetivo, mas atualmente sabe-se que a PVC, uma medida estática de pressão, não tem boa acurácia como preditor de resposta volêmica. Por esse motivo, uma série de medidas dinâmicas, que se utilizam da interação cardiorrespiratória, foram desenvolvidas na tentativa de estabelecer em que parte da curva de Frank-Starling os ventrículos estão trabalhando (parte plana ou parte ascendente) e desse modo predizer responsividade a fluidos. Nesse cenário, o ecocardiograma transtorácico tornou-se ferramenta interessante a ser utilizada a beira do leito como modo de avaliar a fluidorresponsividade.

Existem duas abordagens principais realizadas pelo ecocardiograma transtorácico à beira do leito para avaliação da fluidorresponsividade.

## Avaliação da Variação Respiratória da Veia Cava Inferior (VCI)

A avaliação ecocardiográfica da VCI inferior é realizada por meio da janela subcostal, eixo longitudinal, com a marca do transdutor voltada para a região cefálica. O diâmetro da VCI pode ser medido através do modo M ou pelo modo bidimensional, sendo o ponto padronizado para medida aquele que dista 2 cm do AD, imediatamente antes da desembocadura da veia hepática (Figura 9.2).

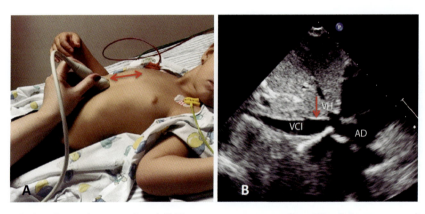

**Figura 9.2.** A: Posição do transdutor na região subxifoide, com a marca para a região cefálica. B: Imagem ecocardiográfica com a seta indicando local ideal para medida. VCI: veia cava inferior; VH: veia hepática; AD: átrio direito. Fonte: arquivo do autor.

### Índice de distensibilidade de VCI (dIVC)

A VCI sofre variação de diâmetro na inspiração e na expiração em pacientes em ventilação mecânica (VM). Durante a inspiração com pressão positiva ocorre redução do retorno venoso e aumento do diâmetro da VCI. Na expiração o processo se inverte, o retorno venoso aumenta e o diâmetro da VCI reduz. Essa variação de diâmetro da VCI em pacientes com VM é usualmente chamado distensibilidade de VCI e torna-se mais evidente nos estados de hipovolemia (Figuras 9.3 e 9.4).

Vários estudos avaliaram o diâmetro da VCI e a correlação com volemia, e todos consistentemente demonstraram que o valor absoluto do diâmetro da VCI não se correlaciona com resposta volêmica. No entanto, a mudança do diâmetro induzida pela variação de pressão intratorácica durante a ventilação mecânica (aumento do diâmetro na inspiração e redução na expiração) demonstrou correlacionar-se com responsividade à fluidoterapia, tanto em pacientes adultos quanto pediátricos.

Barbier et al. descreveram um índice denominado índice de distensibilidade de veia cava inferior (dIVC) como sendo calculado pelas diferenças de diâmetro (D) da VCI por meio da seguinte fórmula: dIVC = (Dmáximo-Dmínimo/Dmínimo) × 100 (Figura 9.4). Esse autor demonstrou que o valor de 18% foi capaz de discriminar em adultos sépticos os fluidorresponsivos (dIVC acima de 18%) dos não

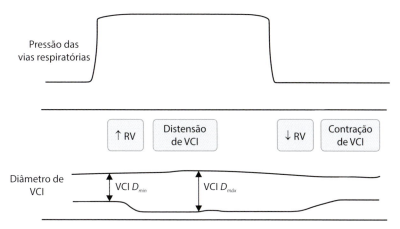

**Figura 9.3.** Alteração do diâmetro da VCI de acordo com o ciclo respiratório em pacientes em VM. RV = retorno venoso.

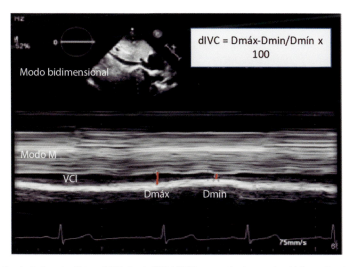

**Figura 9.4.** Avaliação do índice de distensibilidade de VCI (dIVC) por meio dos modos bidimensional e M de paciente em ventilação mecânica. Fonte: arquivo do autor.

fluidorresponsivos (dIVC abaixo de 18%) com elevada sensibilidade e especificidade (ambas acima de 90%). Vários outros estudos reproduziram esse achado em pacientes adultos em ventilação mecânica. São limitações conhecidas dessa avaliação: ventilação espontânea, VM com volume corrente muito reduzido (p. ex.: síndrome do desconforto respiratório) e elevação da pressão intra-abdominal.

Em pacientes pediátricos os estudos são mais escassos. Um dos autores (Byon et al.) apresentou resultado conflitante dos demais (sugerindo que o dIVC não é marcador fidedigno de fluidorresponsividade, mas o estudo em questão apresenta algumas limitações metodológicas). Outro autor, Achar et al. sugeriu que o método é acurado mas propôs um *cutoff* mais elevado (23,5%). Desse modo, na faixa etária pediátrica, a avaliação de dIVC como preditor de fluidorresponsividade é ainda um campo aberto para mais investigações.

## Colapsabilidade de VCI

A fisiologia respiratória dos pacientes em ventilação espontânea é diferente da VM, ocorre uma pressão negativa intratorácica durante a inspiração, com consequente aumento do retorno venoso e redução do calibre da VCI e na expiração existe redução do retorno venoso com aumento do diâmetro da VCI (o oposto da ventilação mecânica). Essa variação de calibre da VCI é chamada colapsabilidade de VCI.

Sabe-se que o grau de esforço respiratório, bem como tipo de suporte ventilatório oferecido aos pacientes em modalidades mistas de ventilação (p. ex., pressão suporte) influenciam o diâmetro e a variação respiratória do diâmetro da VCI. Por esse motivo, a colapsabilidade de VCI não parece ser um método tão acurado quanto o dIVC para predizer fluidorresponsividade. Os trabalhos prévios demonstram menor sensibilidade e especificidade e *cutoff* mais elevado entre 40-50%.

## Avaliação da Variação da Velocidade Pico do Fluxo Aórtico

O fluxo aórtico é avaliado no ecocardiograma transtorácico por meio da janela apical 5 câmaras, com o uso do Doppler pulsátil na região da valva aórtica. O ponto máximo da curva do Doppler aórtico é chamada velocidade pico do fluxo aórtico (Figura 9.5).

A análise da variação da velocidade pico de fluxo aórtico (ΔVpico) ao longo do ciclo respiratório, em pacientes em VM, foi descrita em 2001 como: (Vpico máx. – Vpico mín.)/Vpico média. Na ocasião, demonstrou-se que ΔVpico acima de 12% era capaz de discriminar com elevada acurácia os indivíduos fluidorresponsivos.

Esse resultado foi recentemente reproduzido em alguns estudos pediátricos demonstrando em todos eles elevada sensibilidade e especificidade. Uma revisão sistemática e uma metanálise sobre fluidorresponsividade em pediatria consistentemente apontaram o ΔVpico aórtico como sendo o melhor método disponível para predizer responsividade a fluidos em crianças.

A avaliação do ΔVpico aórtico, assim como a análise da VCI, apresenta limitações: volume corrente baixo de 8 mL/kg, situações de tórax aberto, arritmias cardíacas e disfunção de ventrículo direito, acrescentado de uma dificuldade técnica para execução maior que a avalição da VCI.

É importante ressaltar que uma avaliação ecocardiográfica isolada nunca deve ser utilizada para definição de conduta terapêutica, devemos sempre avaliar o exame ecocardiográfico completo, utilizando todas as janelas ecocardiográficas e especialmente somando a avaliação de imagem aos dados clínicos, laboratoriais e de outras ferramentas de monitorização hemodinâmica.

Outra avaliação ecocardiográfica que pode ser útil no contexto da análise da volemia é a avaliação do débito cardíaco (DC). A medida DC consiste na multiplicação da frequência cardíaca (FC) pelo volume sistólico (VS). A medida do VS é realizada por meio de duas medidas ecocardiográficas: diâmetro da via de saída do VE (DVSVE) na janela paraesternal eixo longo e integral da velocidade tempo (VTI) da aorta na janela apical 5 câmaras. Por necessitar do uso de duas janelas ecocardiográficas

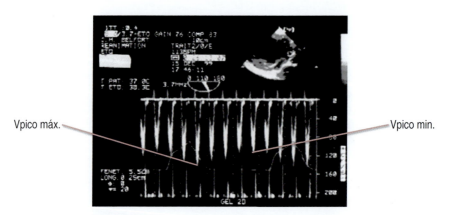

**Figura 9.5.** *Variação respiratória da velocidade pico do fluxo aórtico. (Vpico máx. - Vpico mín.)/Vpico média. V: velocidade.* Fonte: arquivo do autor.

(paraesternal e apical) e manejo do Doppler trata-se de avaliação tecnicamente mais difícil e com maior necessidade de treinamento. A realização de uma prova de volume ou manobra de elevação das pernas demonstrando aumento do débito cardíaco ou do volume sistólico acima de 15% confirma a responsividade a fluidos do paciente (Figura 9.6).

Como o DVSVE é anatômico do paciente e não se altera com variações hemodinâmicas, atualmente se recomenda ao invés da avaliação do VS ou DC que se proceda a avaliação seriada do VTI à beira do leito como medida indireta do DC, capaz de identificar as respostas positivas frente a medidas terapêuticas, como manejo de droga vasoativa e reanimação volêmica. Considera-se responsivo a volume o paciente que aumenta o VTI em pelo menos 10-15% (mesmos valores usados para DC) após expansão volêmica de 10 mL/kg ou 500 mL.

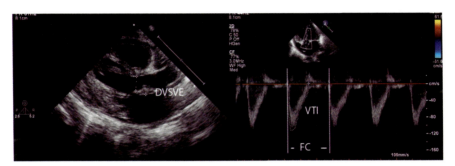

**Figura 9.6.** À esquerda, janela paraesternal eixo longo e medida do DVSVE; à direita, janela apical com uso do Doppler pulsátil na saída da aorta. Observa-se a curva negativa do fluxo aórtico (se afasta do transdutor), onde o contorno dessa curva determina a integral da velocidade tempo (VTI) aórtico. A medida da FC é necessária para o cálculo do DC. Fonte: arquivo do autor.

Assim como todas as avaliações ecocardiográficas abordadas neste livro, as análises referentes a volemia (avaliação de VCI e fluxo aórtico) devem ser realizadas em conjunto com outras avaliações ecocardiográficas e avaliadas com dados clínicos, laboratoriais e de outras ferramentas de monitorização hemodinâmica com intuito de melhorar a acurácia e minimizar o risco de conclusões equivocadas.

## Leitura Sugerida

1. Feissel M, Michard F, Faller JP, Teboul JL. The respiratory variation in inferior vena cava diameter as a guide to fluid therapy. Intensive Care Med. 30(9):1834-7, 2004.
2. Barbier C, Loubières Y, Schmit C, Hayon J, Ricôme JL, Jardin F, et al. Respiratory changes in inferior vena cava diameter are helpful in predicting fluid responsiveness in ventilated septic patients. Intensive Care Med. 30(9):1740-6, 2004.
3. Muller L, Bobbia X, Toumi M, Louart G, Molinari N, Ragonnet B, et al. Respiratory variations of inferior vena cava diameter to predict fluid responsiveness in spontaneously breathingpatients with acute circulatory failure: need for a cautious use. Crit Care. 16(5): R188, 2012.
4. Gaspar HA, Morhy SS, Lianza AC, de Carvalho WB, Andrade JL, do Prado RR, et al. Focused cardiac ultrasound: a training course for pediatric intensivists and emergency physicians. BMC Med Educ. 5;14:25, Feb 2014.
5. Byon HJ, Lim CW, Lee JH, Park YH, Kim HS, Kim CS, Kim JT. Prediction of fluid responsiveness in mechanically ventilated children undergoing neurosurgery. Br J Anaesth. 2013 Apr;110(4):586-91
6. Choi DY, Kwak HJ, Park HY, Kim YB, Choi CH, Lee JY. Respiratory variation in aortic blood flow velocity as a predictor of fluid responsiveness in children after repair of ventricular septal defect. Pediatr Cardiol. 2010 Nov;31(8):1166-70.
7. Pereira de Souza Neto E, Grousson S, Duflo F, Ducreux C, Joly H, Convert J, Mottolese C, Dailler F, Cannesson M. Predicting fluid responsiveness in mechanically ventilated children under general anaesthesia using dynamic parameters and transthoracic echocardiography. Br J Anaesth. 2011 Jun;106(6):856-64.
8. Feissel M, Michard F, Mangin I, Ruyer O, Faller JP, Teboul JL. Respiratory changes in aortic blood velocity as an indicator of fluid responsiveness in ventilated patients with septic shock. Chest. 2001 Mar;119(3):867-73.

# Capítulo 10

# Circulação Transicional do Recém-Nascido

**Samira Saady Morhy**

Neste capítulo primeiramente serão apresentadas as características anatômicas e fisiológicas da circulação fetal, para posteriormente ser apresentada a circulação transicional do recém-nascido.

## Princípios da Circulação Fetal

A circulação fetal caracteriza-se por ter baixa resistência vascular sistêmica e pulmonar, alto fluxo sistêmico e baixo fluxo pulmonar.

A circulação fetal é em paralelo, diferente da do neonato e do adulto que é em série. Durante a vida fetal os dois ventrículos contribuem com o débito cardíaco sistêmico, e a circulação depende da conexão entre os circuitos sistêmico e pulmonar através do forame oval (Figura 10.1A) e do canal arterial (Figura 10.1B). O débito cardíaco combinado, isto é o fluxo de sangue ejetado para a circulação sistêmica pelos dois ventrículos, é de 400-500 mL/kg/min. O ventrículo direito (Figura 10.1B) é a câmara de bombeamento dominante, contribuindo com 65% do débito cardíaco combinado.

O sangue mais oxigenado do feto (80%) é trazido da placenta pela veia umbilical, 50% desse fluxo é desviado do fígado pelo ducto venoso, atingindo diretamente a veia cava inferior (Figura 10.1A).

Uma parte de sangue, rico em oxigênio, proveniente da veia cava inferior, que chega ao átrio direito, é dirigido ao átrio esquerdo através do forame oval (33%), pela *crista divendens*, pelas veias pulmonares drenam um pequeno volume de sangue no átrio esquerdo, proveniente dos pulmões. Assim, o sangue que chega ao ventrículo esquerdo é mais oxigenado (65%), e é dirigido para as artérias coronárias e cérebro (Figura 10.1B).

O restante do fluxo proveniente da cava inferior, junto com o fluxo proveniente da cava superior é dirigido ao ventrículo direito através da valva tricúspide. A saturação de oxigênio do fluxo ejetado pelo ventrículo direito é menor que a do ventrículo esquerdo (55%) (Figura 10.1B).

A maior parte do sangue ejetado pelo ventrículo direito para a artéria pulmonar é desviado para a aorta descendente através do canal arterial. Uma pequena quantidade é direcionada aos pulmões por causa da alta resistência vascular (Figura 10.1B).

Do fluxo ejetado na aorta ascendente, aproximadamente 4% é direcionado para as artérias coronárias, 20% para os vasos do pescoço e da cabeça, e apenas 10% passa através do istmo aórtico (Figura 10.1B). Aproximadamente 45% do débito cardíaco combinado perfunde a placenta através dos vasos umbilicais. A placenta é o órgão de troca gasosa: por isso a maioria do débito do ventrículo direito é desviada para a circulação sistêmica através do canal arterial. O fluxo sanguíneo pulmonar constitui apenas 12% do débito cardíaco combinado (Figura 10.1B).

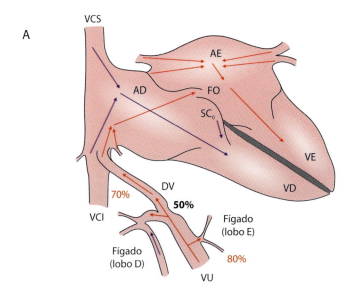

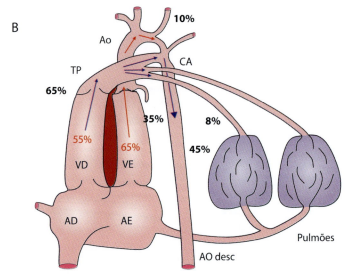

**Figura 10.1.** *Anatomia e fisiologia da circulação fetal. Números em negrito representam o percentual do débito cardíaco combinado e, em vermelho a saturação de oxigênio. Setas representam o sentido do fluxo sanguíneo. AD = átrio direito; AE = átrio esquerdo; Ao = aorta; CA = canal arterial; D = direito; DV = ducto venoso; E = esquerdo; FO = forame oval; TP = tronco pulmonar; VCI = veia cava inferior; VCS = veia cava superior; VD = ventrículo direito; VE= ventrículo esquerdo; VU = veia umbilical*

- Na circulação fetal a placenta é o órgão de troca gasosa, e não o pulmão.
- A circulação fetal é caracterizada por ter baixa resistência vascular sistêmica com alto fluxo sistêmico, e alta resistência vascular pulmonar com baixo fluxo pulmonar.
- A circulação fetal é em paralelo, diferentemente da circulação pós-natal, que é em série, é dependente dos desvios através do forame oval e do canal arterial.
- Os ventrículos esquerdo e direito contribuem com o débito cardíaco sistêmico.

## Circulação Transicional do Recém-Nascido

O termo circulação refere-se às mudanças imediatas que ocorrem após o nascimento, até a maturação do sistema cardiovascular, num intervalo de tempo variável.

A circulação deixa de ser em paralelo, para tornar-se em série, e assim o débito dos ventrículos direito e esquerdo aumenta, e passa a ser igual.

As principais modificações são:

- Diminuição abrupta da resistência vascular pulmonar, e consequente aumento do fluxo sanguíneo pulmonar com o início da respiração e exposição das artérias pulmonares à pressão parcial de oxigênio maior que a intraútero.
- Fechamento do canal arterial, por causa da maior concentração de oxigênio, diminuição da circulação da prostaglandina E2 (consequente à ausência de produção placentária e aumento do catabolismo pulmonar) e diminuição dos receptores da prostaglandina E2 na parede do canal arterial. Ocorre nas primeiras 48 horas de vida.
- Fechamento do forame oval, consequente à queda da pressão na veia cava inferior após a retirada da placenta, e ao aumento da pressão do átrio esquerdo, secundário ao aumento do fluxo sanguíneo pulmonar. Ocorre entre a primeira semana de vida, e em 15 a 30% dos indivíduos normais podem permanecer persistente.
- Fechamento do duto venoso algumas horas após o nascimento.

- O primeiro maior evento da circulação transicional é a diminuição abrupta da resistência vascular pulmonar, e o aumento do fluxo pulmonar, com a respiração.
- Com a retirada da placenta ocorre aumento da resistência vascular sistêmica.
- Início da circulação em série.

## Avaliação Ecocardiográfica das Alterações na Circulação Transicional

Após o nascimento algumas situações podem afetar a sequência normal da adaptação da circulação sanguínea, tanto em corações estruturalmente normais, como na presença de cardiopatias congênitas.

### Forame Oval Persistente

Forame oval persistente é necessário na presença de algumas cardiopatias congênitas nas quais a mistura sanguínea ao nível atrial é vital, como nas síndromes hipoplásicas do coração direito ou esquerdo, transposição das grandes artérias e drenagem anômala das veias pulmonares.

Por outro lado, o forame oval persistente pode contribuir para o aumento do fluxo pulmonar na presença de comunicação interventricular ou persistência do canal arterial. Isoladamente, não causa hiperfluxo pulmonar.

A diferenciação ecocardiográfica entre forame oval persistente e uma verdadeira comunicação interatrial é difícil. O forame oval é um canal oblíquo, situado entre a membrana fina e flexível da fossa oval (lado do átrio esquerdo) e a estrutura muscular e espessa do septo *secundum* (lado do átrio direito) (Figura 10.2A). Quando é possível identificar a membrana da fossa oval o diagnóstico é mais provável (Figura 10.2B).

O plano de 4 câmaras subcostal (ver *Capítulo 3: Obtenção de Imagens Ecocardiográficas*) permite a melhor imagem do septo interatrial, pois nesse plano o feixe de ultrassom está mais perpendicular em relação ao septo interatrial (Figura 10.2B).

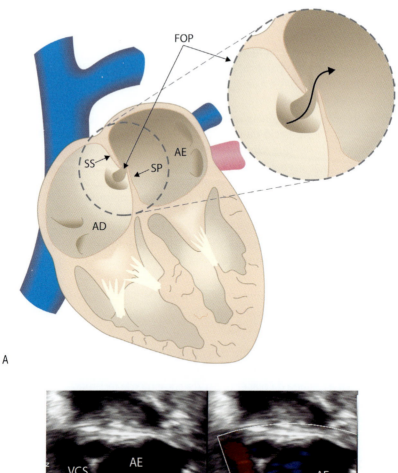

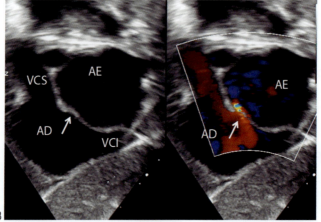

**Figura 10.2.** *A: Desenho esquemático do forame oval patente (FOP). B: Plano subcostal com imagem do forame oval (seta). À esquerda imagem bidimensional e à direita com mapeamento do fluxo em cores, com fluxo direcionado do átrio esquerdo para o direito (vermelho). AD: átrio direito; AE: átrio esquerdo; SP: septo primum; SS: septo secundum; VCI: veia cava inferior; VCS: veia cava superior. Fonte: arquivo do autor.*

Com a rotação horária do transdutor, o plano subcostal sagital é obtido, com a visibilização das veias cavas superior e inferior, além de maior extensão do septo interatrial (Figura 10.2B).

O mapeamento do fluxo em cores permite a avaliação do fluxo através do forame oval. Para isso é necessário o ajuste da escala de velocidade ao redor de 30-50 mmHg, já que usualmente a velocidade nesse local é baixa.

O fluxo normal através do forame oval é predominantemente esquerda-direita (vermelho) (Figura 10.2B), podendo em até 30% do ciclo cardíaco apresentar fluxo direita-esquerda. Na presença de hipertensão pulmonar, com aumento da pressão do átrio direito, a duração do fluxo direita-esquerda pode aumentar (Figura 10.3). A presença de um fluxo predominante direita-esquerda, na maioria das vezes é característico de cardiopatia congênita, como drenagem anômala total de veias pulmonares.

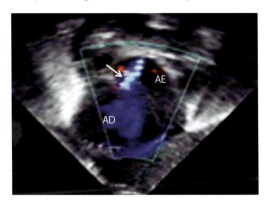

**Figura 10.3.** *Plano subcostal com imagem do forame oval (seta), com fluxo direcionado do átrio direito (AD) para o esquerdo (AE) (azul), em recém-nascido com drenagem anômala total de veias pulmonares. Fonte: arquivo do autor.*

## Persistência do Canal Arterial

Logo após o nascimento, inicia-se o processo de fechamento funcional do canal arterial. Nos recém-nascidos pré-termo (RNPT), é frequente a persistência do canal arterial (PCA) devido à grande sensibilidade às prostaglandinas, à maior incidência de hipóxia e acidose e à migração deficiente da musculatura que leva à vasoconstrição do canal. Dados da literatura demonstram fechamento espontâneo, ainda no período neonatal, em 31 a 34% dos RNs com peso ≤1.000 g e em 67% daqueles com peso entre 1.000 e 1.500 g, em 7 dias após o nascimento.

Na presença de cardiopatias como transposição das grandes artérias, interrupção do arco aórtico e coarctação da aorta, assim como estenose pulmonar crítica e atresia pulmonar, a persistência do canal arterial serve como paliativo para a manutenção da circulação sistêmica ou pulmonar.

O canal arterial é mais bem visibilizado no plano paraesternal alto (plano do canal arterial, ver *Capítulo 3: Obtenção de Imagens Ecocardiográficas*). A medida do canal deve ser sempre no menor diâmetro, usualmente é a extremidade próxima da artéria pulmonar. Com o mapeamento do fluxo em cores (Figura 10.4) e com o Doppler pulsátil, é possível a identificação da direção e do padrão do fluxo sanguíneo (Figura 10.5).

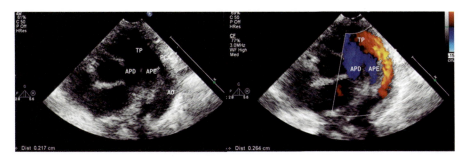

**Figura 10.4.** *Plano paraesternal alto com imagem do canal arterial persistente (seta), com fluxo direcionado da aorta descendente (AO) para o tronco pulmonar (TP) em vermelho; APD: artéria pulmonar direita; APE: artéria pulmonar esquerda. Fonte: arquivo do autor.*

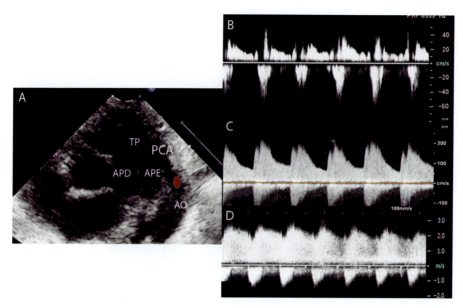

**Figura 10.5.** *A: Plano paraesternal alto com imagem do canal arterial persistente e o local onde é posicionada a amostra de volume do Doppler pulsátil (círculo vermelho). B: Padrão de fluxo bidirecionado, do tronco pulmonar (TP) para aorta (AO) (abaixo da linha de base), e da Ao para o TP (acima da linha de base). C: Padrão de fluxo pulsátil, direcionado da aorta para pulmonar (acima da linha de base). D: Padrão de fluxo contínuo, direcionado da aorta para pulmonar. APD = artéria pulmonar direita; APE = artéria pulmonar esquerda. Fonte: arquivo do autor.*

Usualmente, com a pressão pulmonar menor que a sistêmica, a direção do fluxo é esquerda-direita. Com a pressão pulmonar acima da sistêmica, o fluxo através do canal arterial é bidirecionado. Raramente o fluxo é totalmente direita-esquerda (Figura 10.5).

## Leitura Sugerida

1. Benson LN, Freedom RM. The transitional circulation. In: Freedom MR, Benson LN, Smallhorn JF. Neonatal heart disease. New York: Springer-Verlag, 1992. pp.149-164.
2. Mattos SS. A circulação fetal e neonatal. In: Mattos SS. O coração fetal. Rio de Janeiro: Revinter, 1999. pp. 27-43.
3. Noori S, Stavroudis TA, Seri I. Principles of developmental cardiovascular physiology and pathophysiology. In: Kleiman CS, Seri I. Hemodynamics and Cardiology – Neonatology questions and controversies. 2nd ed. Philadelphia: Elsevier Saunders, 2012. pp.3-27.
4. Sobrinho Medeiros JH (in memorian). Circulação embrionária, fetal e transicional neonatal. In: Santana MVT. Cardiopatias congênitas no recém-nascido – Diagnóstico e tratamento. 3ª ed. São Paulo: Atheneu, 2015. pp. 15-24.

# Capítulo 11

# Cardiopatias Congênitas na Medicina de Emergência

Alessandro Cavalcanti Lianza
Samira Saady Morhy

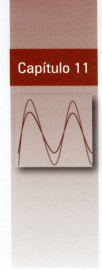

Apesar da avaliação de cardiopatias congênitas ser específica para cardiologistas pediátricos, o reconhecimento de padrões alterados, tanto anatômicos quanto funcionais, pode ser realizado pelo pediatra não cardiologista através do ecocardiograma funcional.

As cardiopatias são classificadas de acordo com sua apresentação em cianogênicas e acianogênicas.

Para efeitos didáticos, dividiremos as cardiopatias congênitas acianogênicas em:
- Cardiopatias COM aumento de fluxo pulmonar: comunicações interatriais (CIAs), comunicações interventriculares (CIVs), persistência de canal arterial (PCA; ver *Capítulo 10: Circulação Transicional do Recém-Nascido*) e defeito do septo atrioventricular total (DSAVT).
- Cardiopatias congênitas SEM aumento do fluxo pulmonar: estenose pulmonar valvar não crítica (EPV), estenose aórtica, CIA ou CIV pequenas, coarctação de aorta.

As cardiopatias congênitas cianogênicas mais comuns de interesse para o pediatra são a tetralogia de Fallot e a transposição das grandes artérias.

Neste capítulo, explicaremos as principais alterações hemodinâmicas de interesse pediátrico geral.

## Cardiopatias Congênitas Acianogênicas com Aumento do Fluxo Pulmonar
### Comunicação interatrial (CIA)

A CIA corresponde a 7% das cardiopatias congênitas de forma isolada e, frequentemente, está associada a outras cardiopatias congênitas.

Classificada de acordo com sua localização em (Figura 11.1):
- Ostium secundum: localizada na região do forame oval, no meio do septo atrial. É a mais comum.
- Ostium primum: faz parte do defeito do septo atrioventricular, que será discutido mais adiante.
- Seio venoso superior e inferior: mais rara, localizada na junção do átrio direito com as veias cavas superior e inferior respectivamente.
- Seio coronariano: ainda mais rara, ocorre na ausência de teto de seio coronariano, associada com persistência da veia cava superior esquerda.

Sua repercussão está associada não só ao tamanho (apesar de manter uma forte relação com este), mas também à suscetibilidade individual de tolerar o hiperfluxo, ou seja, poderemos encontrar pacientes com comunicações grandes e com pouca repercussão hemodinâmica ou vice-versa.

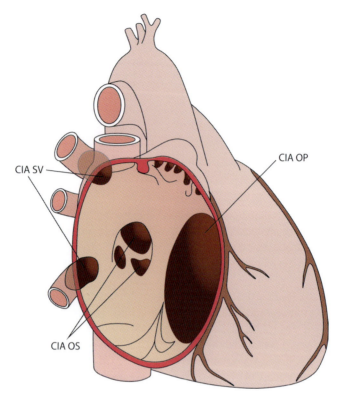

**Figura 11.1.** *Desenho esquemático dos tipos das comunicações interatriais: comunicação interatrial tipo ostium primum (CIA OP); comunicação interatrial tipo ostium secundum (CIA OS); comunicação interatrial tipo seio venoso (CIA SV).*

- Forame oval patente não é considerado CIA, pois é resultado do descolamento da membrana da fossa oval do septo interatrial e não de uma falha anatômica no mesmo, não havendo necessidade de mensuração de seu diâmetro, visto que, como é uma membrana móvel, o diâmetro pode variar muito e causar erros de medidas; além do mais, isoladamente não causa hiperfluxo pulmonar (ver *Capítulo 10: Circulação Transicional do Recém-Nascido*).

As comunicações menores que 5 mm tendem a fechamento espontâneo e não costumam causar repercussão.

## Achados ecocardiográficos

- CIAs são identificadas em planos subcostais (Figura 11.2), nos quais se consegue mensurá-las com mais acurácia. Pode-se, ainda, ver fluxo em apical 4 câmaras e paraesternais eixo curto (de via de saída do ventrículo direito) e intermediários.

- Devemos identificar a direção do fluxo, sendo habitualmente visibilizado fluxo transeptal ao Doppler colorido na cor vermelha (o transdutor está mais próximo do átrio direito, e o fluxo direciona-se do átrio esquerdo para o direito na maioria das vezes) (Figura 11.2).
- Fluxo em azul indica inversão de *shunt* (direita – esquerda) e pode estar associado a hipertensão pulmonar importante, obstrução crítica/importante da via de saída do ventrículo direito ou drenagem anômala das veias pulmonares; nesse caso, o paciente costuma apresentar hipoxemia no seu monitoramento (Figura 11.3).

A repercussão hemodinâmica no ecocardiograma é identificada por:
- Aumento das cavidades direitas (Figura 11.4).
- Aumento da velocidade do fluxo pulmonar (velocidade maiores que 1,5 m/s).
- Aumento da integral velocidade/tempo (VTI) pulmonar quando comparado com o VTI aórtico.

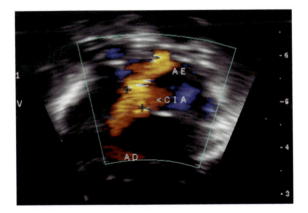

**Figura 11.2.** *Imagem ecocardiográfica em plano subcostal com comunicação interatrial (CIA) do tipo ostium secundum. Observem o fluxo direcionado do átrio esquerdo (AE) para o direito (AD), representado pela cor vermelha.*

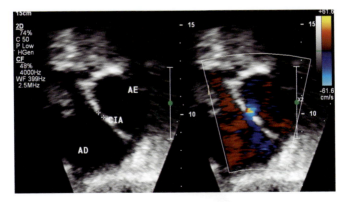

**Figura 11.3.** *Imagem ecocardiográfica em plano subcostal com comunicação interatrial (CIA). Observe o fluxo direcionado do átrio direito (AD) para o esquerdo (AE), invertido, representado pela cor azul.*

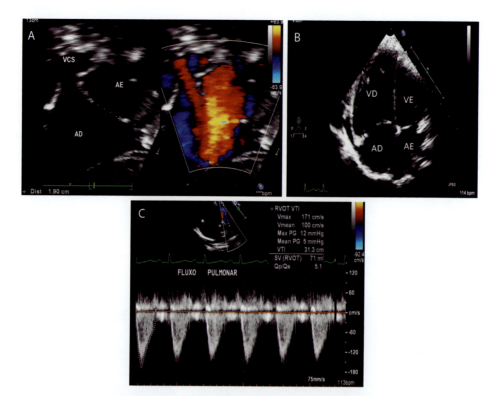

**Figura 11.4.** Sinais ecocardiográficos de comunicação interatrial (CIA) do tipo ostium secundum com repercussão hemodinâmica. A: Plano subcostal demonstrando a CIA ampla com fluxo da esquerda para a direita (vermelho). B: Plano apical 4 câmaras com dilatação de câmaras direitas. C: Curva espectral do Doppler pulsátil do fluxo pulmonar, com integral da velocidade/tempo (VTI) aumentada, indicando hiperfluxo. AD: átrio direito; AE: átrio esquerdo; VCS: veia cava superior; VD: ventrículo direito; VE: ventrículo esquerdo.

## Comunicação interventricular (CIV)

Trata-se da cardiopatia congênita mais comum, chegando a 20% dos casos.

Pode ser classificada de acordo com suas bordas em três grupos (Figura 11.5):

- Perimembranosa: parte da sua borda tem tecido fibroso da junção entre folhetos valvares atrioventriculares e o septo.
- Muscular: com borda completamente circundada por miocárdio, e, de acordo com a sua localização, é classificada em via de entrada, trabecular e via de saída.
- Subarterial: parte da sua borda continuidade fibrosa entre as valvas arteriais.

Assim como nas CIAs, apesar do seu tamanho ter relação direta com sua repercussão, essa também depende da suscetibilidade individual.

Habitualmente, a CIV muscular tem maior chance de fechamento espontâneo do que as demais.

## Achados ecocardiográficos

- CIVs são identificadas em todos os planos ecocardiográficos, podendo ser mensuradas em qualquer um deles.
- São facilmente identificáveis, uma vez que o fluxo costuma ser acelerado (em mosaico) no mapeamento em cores, já que a velocidade com que o sangue passa no defeito é alta (ao contrário da CIA) (Figura 11.6).

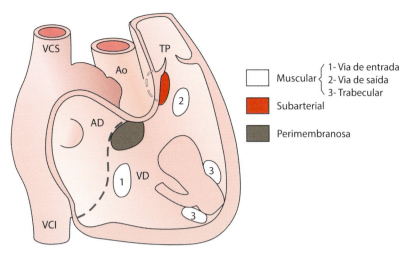

**Figura 11.5.** *Desenho esquemático dos tipos de comunicação interventricular. AD: átrio direito; Ao: aorta; TP: tronco pulmonar; VCI: veia cava inferior; VD: ventrículo direito; VCS: veia cava superior.*

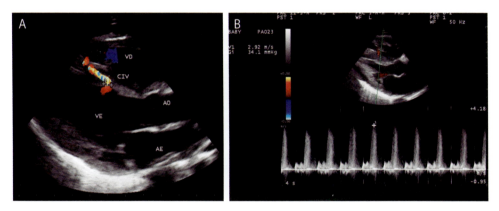

**Figura 11.6.** *A: Imagem de plano paraesternal eixo longo de neonato com comunicação interventricular (CIV) muscular trabecular pequena, com fluxo direcionado do ventrículo esquerdo (VE) ao direito (VD) (em vermelho). B: Curva espectral do Doppler contínuo do fluxo através da CIV, com gradiente sistólico máximo estimado em 34 mmHg. AE: átrio esquerdo; VD: ventrículo direito; VE: ventrículo esquerdo; AO: aorta.*

- Como o transdutor está mais próximo das câmaras direitas, o fluxo ao Doppler colorido será representado em vermelho, direcionado do ventrículo esquerdo (VE) para o direito (VD) (Figura 11.6). Fluxo em azul indica inversão de *shunt* como nos casos de hipertensão pulmonar ou obstrução importante na via de saída do ventrículo direito.
- Podemos identificar a diferença pressórica sistólica máxima (gradiente de pressão) entre o VD e o VE, alinhando o Doppler contínuo no defeito (Figura 11.6). Na ausência de obstrução da via de saída dos ventrículos, podemos estimar a pressão sistólica pulmonar, subtraindo a pressão sistólica arterial sistêmica (PAS), obtida de maneira invasiva ou pelo esfignomanômetro, do gradiente pressórico entre os ventrículos:
    - PSAP: Gradiente VE-VD − PAS.

Por exemplo, se o gradiente VE-VD for de 50 mmHg e a pressão sistêmica for 90 × 40 mmHg; a pressão sistólica pulmonar será estimada em 40 mmHg.

- A repercussão hemodinâmica do defeito será identificada por:

- dilatação biventricular ou das câmaras cardíacas esquerdas;
- aumento do fluxo pulmonar (VTI pulmonar maior que o VTI aórtico ou velocidade sistólica máxima do fluxo pulmonar maior que 1,5 m/s).

## Defeito do septo atrioventricular (DSAV)

O DSAV tem prevalência de 0,352:1.000 nascidos vivos, sendo associado a trissomia 21 em 80% dos casos.

Caracterizado pela ausência do septo atrioventricular e a presença de valva atrioventricular única, por esse motivo, ecocardiograficamente as valvas atrioventriculares aparentam encontrar-se no mesmo plano (Figura 11.7).

No coração normal, o septo atrioventricular é localizado entre a inserção da valva tricúspide e mitral (Figura 11.7). No caso do DSAV, a valva atrioventricular única é formada por cinco folhetos, com um ou dois orifícios se houver uma lingueta conectante entre os folhetos ponte anterior e posterior (Figura 11.8).

A variabilidade dos defeitos em nível atrial ou ventricular depende da relação entre os folhetos da valva atrioventricular única com os septos atrial e ventricular (Figura 11.9). Se os folhetos estiverem aderidos ao septo ventricular, a passagem de fluxo será apenas pela comunicação interatrial do tipo *ostium primum*. Por outro lado, se os folhetos estiverem aderidos no septo interatrial, a passagem

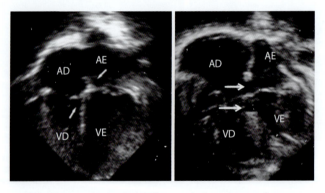

**Figura 11.7.** *Imagem ecocardiográfica em plano apical 4 câmaras. A: Coração normal, com o septo atrioventricular (setas) localizado entre a inserção das valvas tricúspide e mitral. B: Defeito do septo atrioventricular total, com ausência do septo atrioventricular, demonstrando os defeitos atrial e ventricular (setas). AD: átrio direito; AE: átrio esquerdo; VD: ventrículo direito; VE: ventrículo esquerdo.*

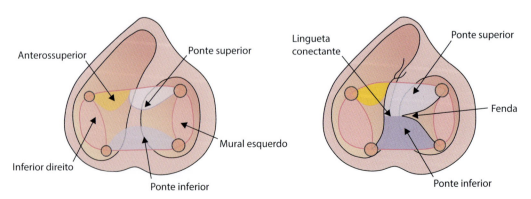

**Figura 11.8.** *Desenho esquemático da valva atrioventricular comum, que pode ter um ou dois orifícios se houver uma lingueta conectante entre os folhetos ponte anterior e posterior.*

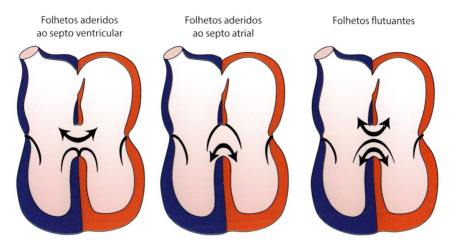

**Figura 11.9.** *Desenho esquemático demonstrando a variabilidade dos defeitos em nível atrial, ventricular ou em ambos.*

do fluxo será penas na comunicação interventricular de via de entrada. Se os folhetos não estiverem aderidos nem no septo interatrial nem no septo interventricular (folhetos flutuantes), a passagem de fluxo será pela CIA *ostium primum* e pela CIV de via de entrada.

Nas formas parciais, podem apresentar comunicação interatrial do tipo *ostium primum* ou comunicação interventricular de via de entrada e a valva atrioventricular única, mas com dois orifícios (Figura 11.10). Nas formas totais, encontram-se comunicação interatrial do tipo *ostium primum* (localizada logo acima da valva atrioventricular), comunicação interventricular de via de entrada (localizada logo abaixo da valva atrioventricular) e por uma valva atrioventricular única no lugar das valvas mitral e tricúspide (Figuras 11.10 e 11.11). De acordo com a implantação do folheto anterior da valva atrioventricular comum, pode ser classificada em tipo A, B e C de Rastelli, se a implantação for na crista do septo ventricular, no lado direito do septo ou ausência de implantação septal, respectivamente.

Em todos os casos não se observa a diferença de implantação no plano apical 4 câmaras das valvas tricúspide e mitral como no coração normal, e isto se deve à ausência do septo atrioventricular e à presença de um anel único da valva atrioventricular (com um ou dois orifícios).

As valvas atrioventriculares costumam apresentar insuficiência de algum grau (que será representada na cor azul ao Doppler colorido), e, quando importante, pode chegar a comprometer o débito cardíaco.

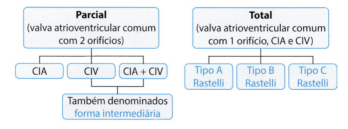

**Figura 11.10.** *Classificação dos defeitos de acordo com a valva atrioventricular única, com dois ou orifícios, a comunicação interatrial (CIA) e a comunicação interventricular (CIV).*

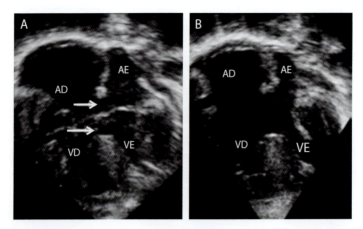

**Figura 11.11.** *Imagem ecocardiográfica em plano apical 4 câmaras de defeito do septo atrioventricular total (DSAVT). A. Sístole: valva atrioventricular única fechada. As setas indicam a comunicação interatrial do tipo ostium primum e a comunicação interventricular de via de entrada no DSAVT. B. Valva atrioventricular única aberta. AD: átrio direito; AE: átrio esquerdo; VD: ventrículo direito; VE: ventrículo esquerdo.*

### Achados ecocardiográficos

- Comum apresentar aumento global das cavidades cardíacas.
- A CIA e a CIV no defeito de septo atrioventricular são facilmente mensuradas no apical 4 câmaras (Figuras 11.7 e 11.11).
- O hiperfluxo pulmonar costuma ser importante, com velocidade de fluxo através da valva pulmonar de até 2 m/s.
- *Shunts* invertidos pelas comunicações interatrial e interventricular, isto é: direcionados das câmaras direitas para as esquerdas, pode ser sugestivo de hipertensão pulmonar e necessitar de estudo hemodinâmico.
- Nessa cardiopatia, o refluxo da valva atrioventricular direita não deve ser utilizado para estimativa da pressão pulmonar devido à malformação da valva e à ausência do septo atrioventricular que possibilita a passagem de sangue do ventrículo esquerdo para o átrio direito; pode-se utilizar o refluxo pulmonar para estimativa da pressão média da artéria pulmonar (ver *Capítulo 6: Avaliação da Função Ventricular Direita e Hipertensão Pulmonar*).

## Cardiopatias Congênitas Acianogênicas sem Aumento do Fluxo Pulmonar

### Estenose valvar pulmonar

Trata-se de cardiopatia relativamente comum, correspondendo a 8 a 12% das cardiopatias congênitas.

- Em alguns casos mais raros, nas formas mais graves, pode ser cardiopatia cianótica, na qual há mínima passagem de sangue através da valva (forma crítica) (Figura 11.12) ou mesmo ausência de fluxo transvalvar pulmonar (atresia funcional), com fluxo pulmonar dependente do fluxo através do canal arterial persistente.

A valva pulmonar normal é trivalvular, com válvulas finas e com abertura total (desaparecem na sístole). A valva estenótica pode apresentar variação no número de válvulas (1, 2 ou 3), mas todas apresentam espessamento, com alguma restrição de sua abertura (não desaparecem na sístole) (Figura 11.13).

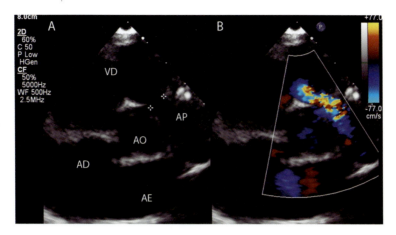

**Figura 11.12.** *Imagem ecocardiográfica de plano paraesternal eixo curto demonstrando estenose pulmonar crítica. A: Anel valvar pulmonar hipoplásico. B: Fluxo turbulento ao Doppler colorido, representado pelo mosaico. AD: átrio direito; AE: átrio esquerdo; Ao: aorta; AP: artéria pulmonar; VD: ventrículo direito.*

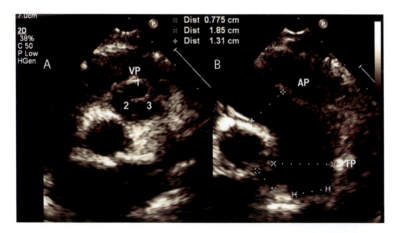

**Figura 11.13.** *A: Imagem ecocardiográfica em plano paraesternal alto demonstrando a valva pulmonar com 3 válvulas espessadas na diástole. B: Imagem paraesternal eixo curto demonstrando a dilatação do tronco pulmonar (pós-estenótica). VP: valva pulmonar; AP: artéria pulmonar; TP: tronco pulmonar.*

## Achados ecocardiográficos

- A valva pulmonar pode ser bem visibilizada no plano paraesternal eixo curto de via de saída do VD (Figuras 11.12 e 11.13).
- O mapeamento de fluxo em cores demonstra o padrão em mosaico, comum às obstruções (fluxo com alta velocidade) (Figuras 11.12 e 11.13).
- A avaliação do nível de obstrução é feita, alinhando-se o Doppler contínuo na artéria pulmonar, com estimativa do gradiente entre o ventrículo direito e a artéria pulmonar (Figura 11.14). Pode ser classificada em leve (gradiente sistólico máximo de 40 mmHg), moderada (40-70 mmHg) e importante (acima de 70 mmHg).
- O ventrículo direito costuma apresentar hipertrofia e esta é proporcional ao grau da estenose.
- Nos casos mais extremos, pode haver disfunções sistólica e diastólica associadas
- É comum estar associado a refluxo tricúspide.

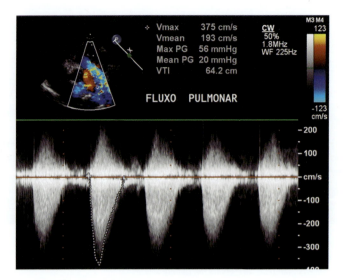

**Figura 11.14.** *Curva espectral do Doppler contínuo do fluxo pulmonar demonstrando aceleração do fluxo, no mesmo paciente da Figura 11.13, com estenose valvar pulmonar moderada.*

## Estenose valvar aórtica

Trata-se da principal causa de obstrução do ventrículo esquerdo (3 a 6%).

A valva aórtica apresenta características morfológicas e dinâmicas semelhantes à valva pulmonar. A causa mais comum de estenose aórtica é a valva bivalvular (Figura 11.15) (2% da população).

Nos casos mais críticos, há dependência de canal arterial para manutenção do débito sistêmico.

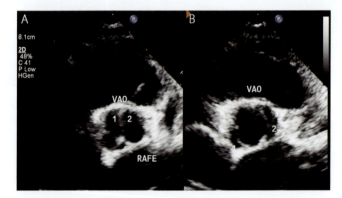

**Figura 11.15.** *Imagem ecocardiográfica em plano paraesternal eixo curto de via de saída do ventrículo direito demonstrando valva aórtica bivalvular. A. Na diástole. B. Na sístole. VAO: valva aórtica.*

## Achados ecocardiográficos

- A valva aórtica pode ser avaliada nos planos paraesternais eixo longo, nos quais pode ser visibilizada espessada e não "desaparecer" na sístole (Figura 11.16), e no eixo curto de via de saída do VD, no qual pode ser observado o espessamento e o número de válvulas (Figura 11.15).
- O grau da obstrução pode ser aferido pelo Doppler contínuo alinhado na via de saída do ventrículo esquerdo no apical 5 câmaras (Figura 11.17).

- O mapeamento de fluxo em cores demonstra o padrão em mosaico, comum às obstruções (fluxo com alta velocidade) (Figura 11.17).
- A estenose é discreta quando o gradiente sistólico máximo for até 35 mmHg; moderado entre 35 e 80 mmHg e importante acima de 80 mmHg.
- Pode haver hipertrofia do VE proporcionalmente ao grau e tempo de obstrução.
- É comum haver disfunção diastólica inicialmente, podendo evoluir para disfunção sistólica mais tardiamente.
- Em crianças com estenose aórtica crítica, iniciada no período fetal, é comum ver dilatação e disfunção sistólica importante do ventrículo esquerdo; nesses casos, o gradiente pode ser baixo, mesmo com a estenose importante (gradiente subestimado pela disfunção sistólica).

- Não utilizamos medidas de VTI ou estimativa de débito cardíaco em casos de estenose aórtica, assim como VTI e estimativa de débito cardíaco direito em estenose pulmonar.

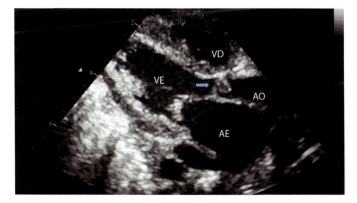

**Figura 11.16.** *Plano paraesternal eixo longo demonstrando valva aórtica espessada durante a sístole ventricular (seta), em paciente com estenose aórtica. AE: átrio esquerdo; Ao: aorta; VD: ventrículo direito; VE: ventrículo esquerdo.*

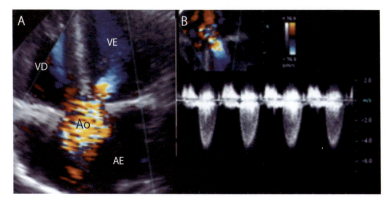

**Figura 11.17.** *Plano apical 5 câmaras em paciente com estenose aórtica. A: Mapeamento do fluxo em cores demonstrando fluxo transvalvar aórtico turbulento, em mosaico. B: Curva espectral do fluxo transvalvar aórtico obtida pelo Doppler contínuo, demonstrando gradiente transvalvar sistólico máximo de 100 mmHg. AE: átrio esquerdo; Ao: aorta; VD: ventrículo direito; VE: ventrículo esquerdo.*

## Coarctação de aorta

A coarctação de aorta corresponde a 7% das cardiopatias congênitas diagnosticadas antes de 1 ano de vida.

Quando apresenta obstrução discreta ou moderada, não necessita do fluxo do canal arterial persistente para manutenção do débito sistêmico. Na obstrução importante, há necessidade de manutenção do canal arterial patente para suprir o débito sistêmico, assim como de tratamento cirúrgico rápido.

### Achados ecocardiográficos

- O plano utilizado para sua avaliação é o plano supraesternal (Figura 11.18).
- O local mais comum da coarctação é na região ístmica (justa-ductal; no local onde há o canal arterial) (Figura 11.19).
- A avaliação ao Doppler contínuo indica o grau da obstrução, não só pelo gradiente sistólico máximo, mas também pelo padrão da curva, no qual há fluxo diastólico anterógrado associado – reforço diastólico (Figura 11.20).
- O mapeamento de fluxo em cores demonstra o padrão em mosaico, comum às obstruções (fluxo com alta velocidade) (Figura 11.19).
- O fluxo na aorta abdominal é de baixa velocidade, contínuo, diferentemente do padrão pulsátil habitual, na ausência de canal arterial persistente (Figura 11.21).

- Coarctação de aorta, mesmo nos casos mais graves, não apresenta alteração no fluxo da aorta abdominal, se o canal estiver patente, com fluxo da pulmonar para aorta, pois o fluxo do canal arterial mantém o débito sistêmico.

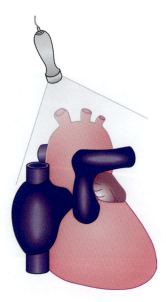

**Figura 11.18.** *Desenho esquemático de aquisição de plano supraesternal para avaliação de arco aórtico.*

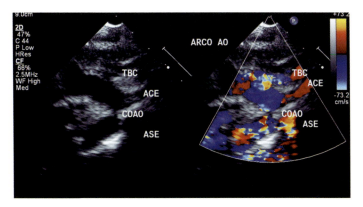

**Figura 11.19.** Plano supraesternal demonstrando coarctação de aorta (COAO) importante na região ístmica, próximo à emergência da artéria subclávia esquerda (ASE). A: Imagem bidimensional. B: Mapeamento de fluxo em cores demonstrando sua aceleração (mosaico). ACE: artéria carótida esquerda; TBC: tronco braquiocefálico.

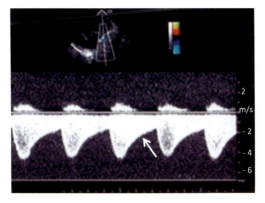

**Figura 11.20.** Curva espectral do fluxo na aorta descendente em paciente com coarctação de aorta obtida no plano supraesternal, demonstrando fluxo anterógrado sistólico de alta velocidade, estendendo-se durante a diástole (seta).

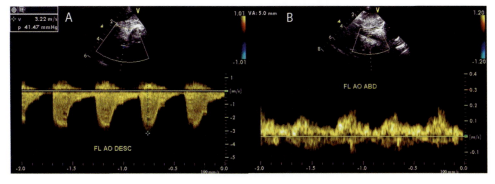

**Figura 11.21.** A: Curva espectral do fluxo na aorta descendente (FL AO DESC) em neonato com coarctação de aorta obtida no plano supraesternal, demonstrando fluxo anterógrado durante a diástole de baixa velocidade (seta) e gradiente sistólico máximo de 41 mmHg. B: Curva espectral do fluxo na aorta abdominal (FL AO ABD), no mesmo paciente, demonstrando fluxo contínuo, de baixa velocidade.

## Cardiopatias Congênitas Cianogênicas
### Tetralogia de Fallot

É a cardiopatia congênita cianogênica mais comum, correspondendo a 6%, excluindo o período neonatal.

Se caracteriza pela presença de quatro alterações anatômicas (Figura 11.22).

- Estenose pulmonar infundíbulo-valvar CIV subaórtica, com mau alinhamento anterior do septo infundibular.
- Dextroposição ou cavalgamento da aorta sobre a CIV em até 50%.
- Hipertrofia do ventrículo direito.
- O anel valvar pulmonar, bem como o tronco e as artérias pulmonares, costuma ser de dimensões reduzidas para a superfície corpórea (Figura 11.23).

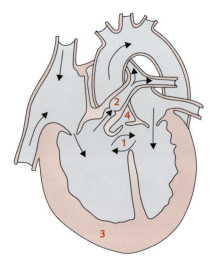

**Figura 11.22.** *Desenho esquemático das quatro características anatômicas da tetralogia de Fallot. 1: Comunicação interventricular subaórtica; 2: Estenose infundíbulo-valvar pulmonar; 3: Hipertrofia ventricular direita; 4: Dextroposição da aorta.*

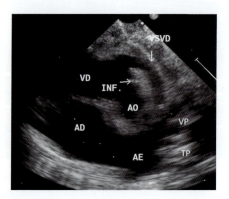

**Figura 11.23.** *Plano paraesternal eixo curto da via de saída do ventrículo direito (VSVD) demonstrando o desvio anterossuperior do septo infundibular (INF.) (seta), com obstrução importante da VSVD, o tamanho reduzido do anel valvar pulmonar (VP), em paciente com estenose infundíbulo-valvar importante (seta). AD: átrio direito; AE: átrio esquerdo; TP: tronco pulmonar; VD: ventrículo direito.*

Há tipos críticos de Tetralogia de Fallot (Fallot extremo ou Fallot com atresia pulmonar), que não apresentam fluxo pulmonar e necessitam de manutenção do canal arterial patente (Figura 11.24).

Há outros tipos, em que a estenose é infundíbulo-valvar discreta e o anel valvar e as artérias pulmonares são de calibre normal, e o paciente não apresentará cianose ("Pink-Fallot").

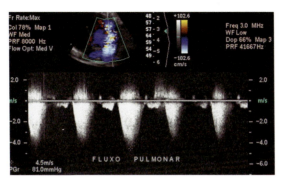

**Figura 11.24.** *Curva espectral do Doppler contínuo na via de saída do ventrículo direito demonstrando gradiente sistólico máximo de 81 mmHg (obstrução importante) em paciente com Tetralogia de Fallot.*

## Achados ecocardiográficos

- No plano paraesternal longitudinal, podemos observar a CIV subaórtica, com cavalgamento e dextroposição da aorta, e a hipertrofia do VD. (Figura 11.25)
- No plano paraesternal eixo curto da via de saída do VD, pode-se observar uma estrutura proeminente para a via de saída do VD – o septo infundibular; que gera obstrução subvalvar pulmonar. A valva pulmonar costuma ser pequena na forma clássica, com os aspectos já descritos na estenose pulmonar (Figura 11.23).
- O ventrículo direito hipertrofiado pode apresentar disfunção diastólica.
- O mapeamento de fluxo em cores demonstra o padrão em mosaico desde a região infundibular, revelando o local de início da obstrução.
- O fluxo da CIV costuma ser bidirecionado ou exclusivo do VD para o VE de acordo com o grau de obstrução da via de saída do VD (Figura 11.25).
- O grau da obstrução da via de saída do ventrículo direito pode ser medido pelo Doppler contínuo (Figura 11.24).
- Caso a obstrução na via de saída do VD não seja significativa, o fluxo pela CIV será preferencialmente do VE para o VD, como no caso do "Pink-Fallot".

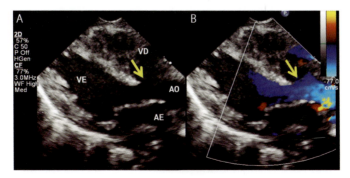

**Figura 11.25.** *A: Plano paraesternal eixo longo demonstrando comunicação interventricular subaórtica (setas) com a aorta cavalgando o septo interventricular. B: Mesma imagem com mapeamento de fluxo em cores demonstrando fluxo do ventrículo direito ao esquerdo (em azul), devido à obstrução importante da via de saída do ventrículo direito.*

## Transposição das grandes artérias (TGA)

Cardiopatia congênita mais comum no período neonatal (5%), com prevalência de 0,4/1.000 nascidos vivos.

Nessa cardiopatia, há discordância ventriculoarterial, ou seja, o ventrículo esquerdo está conectado à artéria pulmonar e o ventrículo direito à aorta (Figura 11.26). Há circulação em paralelo, e não em série como no coração normal (Figura 11.26).

O defeito cardíaco mais comumente associado é o canal arterial, sendo seguido da comunicação interatrial/forame oval e da comunicação interventricular. A presença do canal arterial e da comunicação interatrial é essencial para manutenção da estabilidade da criança, uma vez que possibilita a mistura do sangue oxigenado entre as circulações paralelas.

A CIA pode ser restritiva (o forame oval é sempre restritivo), limitando muito a mistura do sangue no nível atrial, com piora da cianose e acidose metabólica da criança, devendo ser aberta com cateter-balão (procedimento de Rashkind).

A TGA pode ser diagnosticada na triagem do ultrassom morfológico obstétrico, uma vez que não é visibilizado o cruzamento dos vasos.

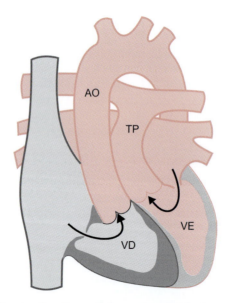

**Figura 11.26.** *Desenho esquemático das alterações anatômicas na transposição das grandes artérias demonstrando a discordância ventriculoarterial, com a aorta (Ao) conectada ao ventrículo direito (VD) e a artéria pulmonar ao ventrículo esquerdo (VE). Os vasos estão posicionados em paralelo (lado a lado), diferente do padrão habitual de cruzamento (ver na Figura 11.22 o cruzamento dos vasos marcados pelas estruturas 2 e 4). Em decorrência das alterações anatômicas, as circulações sistêmica e pulmonar ocorrem em paralelo, e não em série, como no coração normal. TP: tronco pulmonar.*

## Achados ecocardiográficos

- No plano subcostal 4 câmaras, pode-se anteriorizar (apontar o feixe do ultrassom em direção à cabeça do paciente) e observar os vasos emergindo dos ventrículos. No modo habitual, vê-se a aorta emergindo do ventrículo esquerdo e, se continuar anteriorizando-se, a aorta desaparecerá e será visto outro vaso emergindo do ventrículo direito no sentido oposto, fazendo o clássico cruzamento dos vasos no exame normal.
- Na TGA, ao anteriorizar o transdutor a partir do subcostal 4 câmaras, não se vê o cruzamento dos vasos, e sim dois vasos em paralelo ao mesmo tempo, o que indica a discordância

ventriculoarterial. No plano paraesternal longitudinal, também se vêm os dois vasos em paralelo ao mesmo tempo (Figura 11.27 e 11.28).
- É importante identificar se há CIA e se o fluxo não é restritivo, o que seria representado pelo mosaico no mapeamento de fluxo em cores, além da presença do canal arterial.
- Como pode haver insegurança em pediatras para determinar o cruzamento dos vasos, deve-se lembrar que a artéria pulmonar bifurca em seus ramos, se esta estiver saindo do ventrículo esquerdo, há TGA.

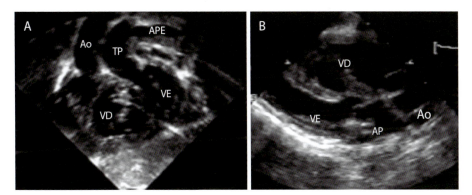

**Figura 11.27.** *Imagem bidimensional em paciente com transposição das grandes artérias demonstrando a discordância ventriculoarterial e os vasos posicionados em paralelo, lado a lado. A: Plano subcostal com anteriorização do transdutor em direção à cabeça do paciente. B: Plano paraesternal eixo longo. AO: aorta; AP: artéria pulmonar; APE: artéria pulmonar esquerda; VD: ventrículo direito; VE: ventrículo esquerdo.*

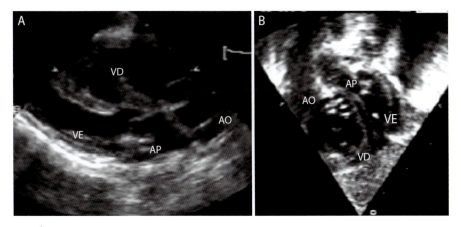

**Figura 11.28.** *À esquerda, plano paraesternal longitudinal demonstrando vasos em paralelo, com discordância ventriculoarterial. À direita, plano subcostal com anteriorização do transdutor em direção à cabeça do paciente demonstrando emergência em paralelo dos vasos da base; achado típico na transposição das grandes artérias. VE: ventrículo esquerdo; VD: ventrículo direito; AP: artéria pulmonar; Ao: aorta.*

- O diagnóstico de cardiopatias congênitas não é simples e necessita de médico especialista para tal, contudo, a identificação de padrões fora da normalidade é extremamente útil no manejo de pacientes graves, especialmente no período neonatal, no qual a abordagem terapêutica pode mudar completamente. A capacitação de médicos com treinamento em ecocardiograma funcional faz-se necessária e factível.

## Leitura Sugerida

1. Ho SY, Baker EJ, Rigby ML, Anderson RH. Atlas colorido de cardiopatias congênitas. Correlações clínico-morfológicas. Rio de Janeiro: Revinter; 1998.
2. Lai WW, Mertens LL, Cohen MS, Geva T. Echocardiography in pediatric and congenital heart disease: from fetus to adult. Wiley-Blackwell, 2012.
3. Morhy SS, Andrade MMT, Andrade JL. Cardiopatias congênitas cianóticas. In: Schvartsman BGS, Maluf PT. Diagnóstico por imagem. São Paulo: Manole; 2018. p. 397-416.
4. Morhy SS, Lianza AC, Andrade JL. Cardiopatias congênitas acianóticas. In: Schvartsman BGS, Maluf PT. Diagnóstico por imagem. São Paulo: Manole; 2018. p. 417-436.
5. Morhy SS, Albuquerque AMT, Andrade JL. Anomalias do arco aórtico. In: Schvartsman BGS, Maluf PT. Diagnóstico por imagem. São Paulo: Manole; 2018. p. 437-450.

# Capítulo 12

# Avaliação Ecocardiográfica do Choque

Patricia Leão Tuma
Heloisa Amaral Gaspar Gonçalves

O ecocardiograma é útil para avaliação à beira do leito do perfil hemodinâmico do choque. Nenhuma outra ferramenta isolada é capaz de auxiliar de modo tão completo. A avaliação ecocardiográfica possibilita identificar se existe alguma disfunção relacionada a ventrículo direito, esquerdo, volemia, pericárdio ou se apenas existe uma resposta cardíaca fisiológica para uma situação de vasoplegia.

O choque pode ser definido clinicamente como falência circulatória grave e ameaçadora à vida, caracterizada por desbalanço entre a oferta e a demanda de oxigênio tecidual. De acordo com sua fisiopatologia, o choque pode ser classificado em 4 grandes grupos: cardiogênico, hipovolêmico, obstrutivo e distributivo. A seguir discutiremos o papel do ecocardiograma em cada um deles.

## Choque Cardiogênico

O choque cardiogênico caracteriza-se pela deterioração aguda e grave da função cardíaca. As principais causas em pediatria são: cardiomiopatia primária ou secundária, miocardite, cardiopatia congênita, arritmia ou secundárias a doenças sistêmicas (como choque séptico), diferentemente da população de adultos na qual a doença isquêmica é a causa mais frequente.

A avaliação da performance dos ventrículos esquerdo (VE) e direito (VD) pode ser realizada pelo ecocardiograma transtorácico e apresenta grande utilidade no manejo do paciente, em especial no ajuste de substâncias vasoativas em ambiente de terapia intensiva/emergência.

A função do VE é certamente uma das análises mais importantes de ser realizada na avaliação ecocardiográfica de qualquer tipo de choque, em especial no choque cardiogênico.

Diversos estudos mostram que a avaliação subjetiva da função ventricular esquerda, realizada por indivíduo com experiência, relaciona-se com dados medidos objetivamente (por ecocardiograma ou exames mais invasivos). Essa avaliação consiste na impressão e estimativa visual da fração de ejeção (FE), sem a realização de medidas objetivas. Deve ser realizada em todas as janelas ecocardiográficas e considera o espessamento do miocárdio durante a sístole em relação a diástole e o encurtamento do diâmetro ventricular também comparando a sístole e a diástole (Figura 12.1) (ver *Capítulo 5: Avaliação da Função Ventricular Esquerda*).

Medidas objetivas da FE podem ser realizadas por meio da medida dos diâmetros sistólicos e diastólicos do VE na janela paraesternal (eixo curto ou eixo longo), com cálculo da fração de encurtamento do VE (ΔD). Esses diâmetros são transformados em volume (considerando o formato elíptico do VE) e por meio da diferença de volume entre sístole e diástole calcula-se a fração de ejeção (Figura 12.2). Medindo-se o ΔD, o próprio equipamento é capaz de estimar a fração de ejeção.

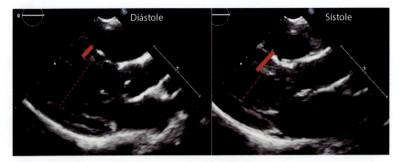

**Figura 12.1.** Imagem na janela paraesternal (diástole à esquerda e sístole à direita). Diâmetros sistólico e diastólico do VE (linha pontilhada); espessura da musculatura septal nas duas condições (linha cheia).

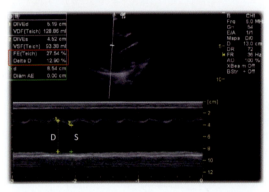

- Fração de encurtamento (ΔD%):
  ΔD = DDVE − DSVE/DDVE × 100

- Fração de ejeção: Volume = $D^3$
  FE = $(DDVE)^3 - (DSVE)^3/(DDVE)^3 \times 100$

**Figura 12.2.** Medida da fração de encurtamento (ΔD) e cálculo da fração de ejeção (FE) na janela paraesternal eixo longo. D: diâmetro diastólico do VE (DDVE); S: diâmetro sistólico do VE (DSVE).

A fração de ejeção pode ser calculada também pelo modo bidimensional, por meio do método de Simpson, que possui especial utilidade quando existe alteração da geometria do VE e alteração segmentar da contratilidade, pois nessas situações o cálculo da FE estimado pela medida da fração de encurtamento pode não ser acurado. Em pacientes pediátricos, essas situações são pouco frequentes, por esse motivo a medida de fração de encurtamento é recomendada para avaliação da função de VE, em especial na avaliação realizada por médicos não ecocardiografistas, uma vez que se trata de medida de mais fácil execução técnica.

- A função ventricular esquerda pode ser avaliada subjetivamente ou objetivamente por meio da medida de fração de ejeção.
- A fração de ejeção pode ser medida objetivamente por meio do modo M e do modo bidimensional. O preconizado para pediatras no exame funcional básico é a medida pelo modo M, na janela paraesternal longitudinal ou transversal.

Outra avaliação ecocardiográfica que pode ser útil em diversas situações de choque é a avaliação do débito cardíaco (DC). A medida ecocardiográfica do DC consiste na multiplicação da frequência cardíaca (FC) pelo volume sistólico (VS). A medida do VS é realizada por meio de duas medidas ecocardiográficas: diâmetro da via de saída do VE (DVSVE) na janela paraesternal eixo longo e integral da velocidade tempo (VTI) da aorta na janela apical 5 câmaras. Por necessitar obrigatoriamente do uso de duas janelas ecocardiográficas (paraesternal e apical) e manejo do Doppler, trata-se de avaliação tecnicamente mais difícil e com maior necessidade de treinamento, mas perfeitamente factível por médicos não ecocardiografistas habilitados. Como o DVSVE é condição anatômica do paciente e não se altera com variações hemodinâmicas, atualmente recomenda-se a avaliação seriada do VTI à beira do leito como medida indireta do DC, capaz de identificar as respostas positivas frente a medidas terapêuticas, como ajuste da droga vasoativa e ressuscitação volêmica (Figura 12.3).

Para informações mais detalhadas a respeito da avaliação da função ventricular esquerda, consultar o *Capítulo 5: Avaliação da Função Ventricular Esquerda*.

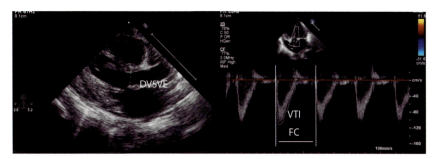

**Figura 12.3.** *À esquerda, janela paraesternal eixo longo e medida do DVSVE; à direita, janela apical com uso do Doppler pulsátil na saída da aorta. Observa-se a curva negativa do fluxo aórtico (afasta do transdutor), em que o contorno dessa curva determina a integral da velocidade tempo (VTI) aórtico. A medida da FC é necessária para o cálculo do DC.*

## Choque Hipovolêmico

A avaliação da volemia é de particular importância em todos os tipos de choque, em especial no hipovolêmico. Nos casos extremos, o déficit volêmico pode ser percebido sem nenhuma avaliação adicional, mas em algumas situações o ecocardiograma pode complementar a avaliação clínica.

Nos casos de hipovolemia grave, pode-se perceber na avaliação ventricular pelo modo bidimensional o contato das paredes do ventrículo esquerdo no fim da sístole, denominado **kissing-heart**, em inglês, o que sugere hipovolemia com baixo volume diastólico final e elevada fração de ejeção.

A avaliação da veia cava inferior (VCI) também é interessante na suspeita de hipovolemia. Em adultos, tenta-se relacionar o diâmetro da VCI com pressão venosa central e volemia. Em crianças isto não é factível, pois o tamanho da VCI relaciona-se com dados antropométricos do paciente. No entanto, a variação respiratória da VCI pode ser utilizada em pediatria assim como é utilizada em adultos. Em pacientes em respiração espontânea, uma colapsabilidade da VCI acima de 50% sugere hipovolemia e responsividade a fluidos, enquanto um *cut-off* mais baixo (18%), obtido por meio do índice de distensibilidade de VCI, tem esse significado em paciente sob ventilação mecânica controlada (Figura 12.4).

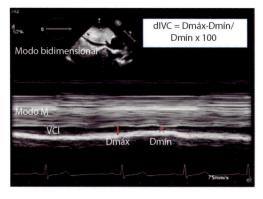

**Figura 12.4.** *Avaliação do índice de distensibilidade de VCI (dIVC) por meio dos modos bidimensional e M de paciente em ventilação mecânica.*

Outra avaliação ecocardiográfica que sugere responsividade a fluidos é a elevada variação respiratória do volume sistólico, da integral da velocidade do tempo da aorta (VTI) e da velocidade do pico de fluxo aórtico (Vpico aórtico) em pacientes em ventilação mecânica (Figura 12.5). Além disso, uma prova de volume ou manobra de elevação das pernas demonstrando aumento do débito cardíaco ou do volume sistólico acima de 15% confirma a responsividade a fluidos do paciente.

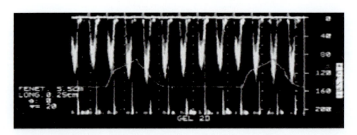

**Figura 12.5.** *Variação respiratória do fluxo aórtico em paciente em ventilação mecânica. Nota-se aumento do fluxo na inspiração e redução na expiração.*

- Pode-se estimar a responsividade a fluidos avaliando a variação respiratória da veia cava inferior e a variação respiratória do fluxo aórtico; este, através da variação da integral da velocidade do fluxo aórtico, da variação do pico de fluxo aórtico ou da variação do volume sistólico.
  Cuidado: O *cut-off* da variação respiratória da VCI em pacientes em respiração espontânea é diferente de pacientes em ventilação mecânica.

O *Capítulo 9: Avaliação da Responsividade a Fluidos* aborda responsividade a fluidos de modo mais aprofundado.

## Choque Obstrutivo

O choque obstrutivo, como o nome diz, é aquele que decorre de obstrução ao fluxo sanguíneo. Suas principais causas são tromboembolismo pulmonar, pneumotórax hipertensivo e tamponamento cardíaco. Pericardite constritiva é uma causa rara de choque obstrutivo. Serão abordadas as duas principais causas passíveis de avaliação pelo ecocardiograma: tromboembolismo pulmonar e tamponamento cardíaco.

### Tromboembolismo pulmonar

Os achados ecocardiográficos que sugerem tromboembolismo pulmonar (TEP), em conjunto com avaliação clínica, laboratorial e eletrocardiográfica, são aqueles que demonstram sobrecarga da câmara direita, sinais de hipertensão pulmonar ou trombo no sistema venoso ou em câmaras direitas.

Dilatação de VD pode ser facilmente observada na janela apical pelo aumento da relação de tamanho entre VD e VE (relação normal até 0,6 , ou seja, o VD normal tem até 60% do tamanho do VE). Quando o VD se encontra aumentado, mas ainda é menor que o VE, a dilatação é classificada como leve. Quando ambos os ventrículos passam a apresentar o mesmo tamanho, a dilatação de VD é classificada como moderada, e quando o VD torna-se maior que o VE e o ápice cardíaco passa a ser ocupado de VD, a dilatação de VD é chamada de importante (Figura 12.6).

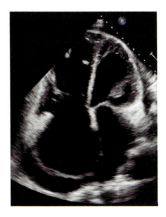

**Figura 12.6.** Imagem apical 4 câmaras com dilatação importante de câmaras direitas (VD > VE).

A contração do VD pode estar normal, aumentada ou diminuída, a depender da gravidade e do estágio evolutivo do quadro. A excursão sistólica do ângulo da valva tricúspide (TAPSE) pode ser utilizada para avaliar a função sistólica do VD (ver Capítulo 6).

Um sinal chamado McConnel, que denota boa contração da porção apical, porém déficit de contração da parede livre do VD, é considerado por muitos autores como sugestivo de TEP. No entanto, esta alteração ecocardiográfica também pode ser encontrada em isquemia de VD e, por esse motivo, sua especificidade para TEP é questionada.

A hipertensão pulmonar pode ser avaliada por meio do refluxo tricúspide, na janela apical 4 câmaras, utilizando-se o Doppler contínuo e medindo-se o gradiente de pressão VD-AD por meio da equação de Bernoulli. O valor do gradiente de pressão acrescido da pressão estimada (ou medida) de AD equivale à pressão sistólica da artéria pulmonar (Figura 12.7).

Na avaliação ecocardiográfica, existem achados que são sugestivos de hipertensão pulmonar: movimentação paradoxal do septo interventricular e formato em "D" do VE na janela paraesternal eixo curto como consequência da retificação e do deslocamento do septo interventricular da direita para esquerda (Figura 12.8).

A avaliação das câmaras esquerdas pode evidenciar câmaras de pequenos diâmetros em decorrência de redução do volume diastólico de VE por consequência do baixo débito do VD.

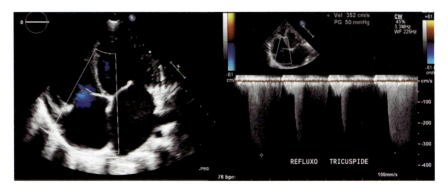

**Figura 12.7.** Medida da pressão sistólica da artéria pulmonar (PSAP) pelo refluxo tricúspide (imagem a esquerda), utilizando-se o Doppler contínuo (à direita) para medida do gradiente VD-AD.

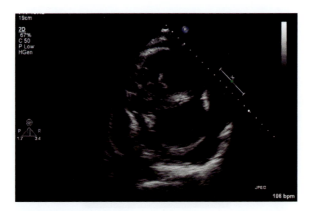

**Figura 12.8.** *Formato em "D" do VE na janela paraesternal eixo curto.*

Trombo nas cavidades direitas pode corroborar com a hipótese de TEP e antecipar a terapêutica com anticoagulantes (Figura 12.9).

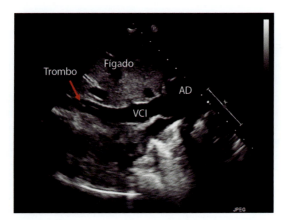

**Figura 12.9.** *Trombo na VCI.*

- Na suspeita de TEP, ao exame de ecocardiograma de emergência, devem-se procurar sinais de sobrecarga de ventrículo direito, hipertensão pulmonar e ainda a existência de trombos em VCI e válvulas/câmaras direitas.

Para informações mais detalhadas sobre função do VD e hipertensão pulmonar, consulte o *Capítulo 6: Avaliação da Função Ventricular Direita e Hipertensão Pulmonar.*

# Tamponamento cardíaco

Situação decorrente do acúmulo de líquido no pericárdio provocando uma pressão pericárdica que excede a pressão de enchimento das câmaras direitas (pressão diastólica).

O derrame pericárdico é facilmente identificado pelo ecocardiograma, porém seu tamanho e volume não se relacionam diretamente com o tamponamento. Para a fisiologia de tamponamento se instalar, além do volume de líquido, a velocidade de acúmulo desse e da complacência do pericárdio são fatores fundamentais.

O diagnóstico de tamponamento é clínico, porém alguns achados ecocardiográficos sugerem a existência de restrição de enchimento das câmaras direitas. São eles: colapso sistólico da parede do AD acima de 1/3 do ciclo cardíaco; colapso diastólico da parede do ventrículo direito e pletora (dilatação sem variação respiratória) da VCI. No ecocardiograma avançado, alguns outros achados podem ser identificados, como alteração do Doppler das valvas atrioventriculares, demonstrando interdependência ventricular com aumento do fluxo tricúspide durante a inspiração (> 25%) e redução do fluxo mitral (> 15%), seguido de redução do fluxo tricúspide durante a expiração com aumento do fluxo mitral.

- O diagnóstico de tamponamento cardíaco é clínico, porém alguns achados ecocardiográficos demonstram a existência de restrição de enchimento.

O ecocardiograma, além de ser o método de imagem de escolha em suspeita de tamponamento cardíaco, é uma ferramenta de grande utilidade para realização de pericardiocentese guiada, reduzindo de modo considerável a taxa de complicações desde procedimento.

Ver *Capítulo 8: Avaliação do Pericárdio e Pericardiocentese* para mais detalhes a respeito de tamponamento cardíaco e pericardiocentese.

## Choque Distributivo

O choque distributivo caracteriza-se por alteração do tônus vascular, que leva a uma vasoplegia, associada em muitos casos a aumento da permeabilidade capilar. A vasodilatação excessiva determina a redução da resistência vascular sistêmica, levando a uma alteração da distribuição do volume sanguíneo circulante (represamento no leito venoso e redução do volume na vasculatura arterial), provocando hipovolemia relativa, muitas vezes associada à hipovolemia absoluta. A hipovolemia relativa (devido à alteração de distribuição do volume circulante) e hipovolemia absoluta (causada pelo aumento da permeabilidade capilar com extravasamento para interstício) reduzem a oferta de oxigênio para os tecidos, porém, em alguns casos, a simples reposição de volume não é suficiente para reequilibrar a relação entre a oferta e o consumo de oxigênio. Apesar da vasoplegia periférica não ser diretamente avaliada pelo ecocardiograma, um enchimento adequado do ventrículo esquerdo no choque hiperdinâmico, ou seja, aquele com boa função ventricular, geralmente sugere vasodilatação periférica.

Dentre as principais causas de choque distributivo, destacam-se o choque séptico, o neurogênico (traumatismo craniano ou lesão medular) e o anafilático, com diferentes mecanismos fisiopatológicos.

Dentre os tipos de choque relatados, o séptico tem papel de destaque, sendo o mais discutido e estudado devido a sua alta complexidade e prevalência. A sepse é a principal causa de choque nos pacientes pediátricos admitidos nos serviços de emergência. Tanto o reconhecimento precoce quanto o manejo correto contribuem para a redução significativa da mortalidade, sendo importante destacar o papel do monitoramento hemodinâmico nesse processo. Tipos de monitoramento hemodinâmico são extensamente estudados no choque séptico pediátrico, já que sua utilização e interpretação corretas são fundamentais para o tratamento precoce e adequado.

O choque séptico abrange características de outros três tipos de choque em graus variáveis: hipovolêmico, distributivo e cardiogênico, o que o torna complexo e aumenta a necessidade de avaliações multimodais para o manejo de cada paciente (Figura 12.10). Apesar de uma variabilidade

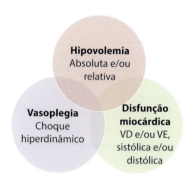

**Figura 12.10.** *Mecanismos fisiopatológicos de disfunção circulatória no choque séptico: hipovolemia, vasoplegia e disfunção miocárdica em graus variáveis.*

individual e também ao longo do curso clínico da doença, o perfil hemodinâmico das crianças com choque séptico refratário a volume mostra alta prevalência de choque hipodinâmico, ou seja, com baixo débito cardíaco e alta resistência vascular sistêmica. Além disso, é frequente uma piora na função cardíaca com necessidade de adição de inotrópicos e vasodilatadores durante a evolução clínica.

Em crianças, o choque séptico pode apresentar-se com:
- Baixo débito cardíaco e alta resistência vascular sistêmica.
- Alto débito cardíaco e baixa resistência vascular sistêmica.
- Baixo débito cardíaco e baixa resistência vascular sistêmica.

Muitas vezes, a avaliação clínica não distingue de modo preciso o "choque quente" (hiperdinâmico) do "choque frio" (hipodinâmico), aumentando a importância da avaliação ecocardiográfica nesses pacientes. O uso de soluções expansoras e de drogas vasoativas deve ser guiado inicialmente por exame físico e sinais vitais, entretanto para os pacientes mais graves, com choque persistente, indica-se uma avaliação mais acurada da função cardíaca. Esse fato é ainda mais relevante em pacientes pediátricos nos quais o choque séptico frequentemente apresenta-se ou evolui com piora da função cardíaca.

A despeito da grande variabilidade das apresentações clínicas do choque séptico, inúmeras recomendações, incluindo o *guideline* da American College of Critical Care Medicine (ACCCM), incluem o manejo do choque séptico guiado por metas. Uma dessas metas é manter o índice cardíaco entre 3,3 a 6 L/min/m2, demonstrando melhora da sobrevida. O uso da ecocardiografia à beira do leito possibilita a avaliação não invasiva do DC, de modo que os monitoramentos mais invasivos e não isentos de riscos (como cateter de artéria pulmonar) sejam reservados apenas para casos muito específicos. Além disso, a ACCCM considera a ecocardiografia uma ferramenta não invasiva apropriada para afastar derrame pericárdico e avaliar a contratilidade miocárdica e o volume intravascular.

Como citado, além da vasodilatação, o choque séptico pode desencadear uma série de anormalidades cardíacas que podem ser avaliadas pelo ecocardiograma, dentre elas: dilatação do ventrículo esquerdo, alteração da contratilidade do ventrículo esquerdo (global ou segmentar), disfunção diastólica do ventrículo esquerdo, disfunção sistólica ou diastólica do ventrículo direito, lesões valvares funcionais ou endocardites. Outras alterações que devem ser pesquisadas e que modificam o manejo do paciente incluem o derrame pericárdico e o tamponamento cardíaco.

A cardiomiopatia induzida pela sepse pode apresentar-se de várias maneiras, incluindo a hipocinesia global do VE e/ou VD, alterações segmentares da contratilidade, e alterações sutis detectadas apenas com a utilização de *speckle tracking* usando o *strain* longitudinal global. A medida da fração de ejeção (mais simples de ser executada) demonstra relação com marcadores de lesão celular miocárdica (troponina) em crianças com choque séptico, corroborando para sua utilização nesses pacientes.

A alteração da permeabilidade capilar dificulta a avaliação clínica da volemia, aumentando a utilidade do ecocardiograma à beira do leito na condução desses pacientes. O uso criterioso de soluções expansoras (guiado por medidas objetivas da pré-carga e de preditores de fluidorresponsividade) reduz a sobrecarga hídrica que sabidamente tem efeitos deletérios, inclusive o aumento de mortalidade.

A avaliação valvar também tem papel importante tanto no aspecto funcional quanto para diagnóstico de endocardites. No entanto, essa avaliação geralmente depende de ecocardiografista experiente e tem melhor acurácia quando realizada pelo ecocardiograma transesofágico, principalmente em pacientes com cardiopatias congênitas.

O ecocardiograma pode ser normal no choque séptico, o que não minimiza sua importância, pois nesse contexto auxilia no manejo de drogas vasoativas (preferência por drogas vasopressoras em vez de inotrópicos) e quantidade de reposição hídrica por meio da avaliação da fluido-responsividade.

A percepção das variações no perfil hemodinâmico do choque depende de monitoramento frequente e preferencialmente não invasivo, desse modo, o ecocardiograma seriado possibilita detectar o momento em que um paciente com disfunção cardíaca induzida pela sepse piora ou recupera a função miocárdica, facilitando o ajuste e o desmame de drogas vasoativas.

Devido à complexidade do choque séptico, somada às dificuldades de avaliações objetivas por meio do ecocardiograma em algumas situações (dificuldade de janela, influência da geometria ventricular, dependência do ângulo de aquisição da imagem e, principalmente, inexperiência do médico não ecocardiografista), a avaliação ecocardiográfica subjetiva e objetiva (como fração de encurtamento e fração de ejeção) devem ser interpretadas concomitantemente com as condições clínicas do paciente e demais parâmetros do monitoramento multimodal (pressão arterial invasiva, exames laboratoriais etc.). A avaliação ecocardiográfica seriada, após alterações fisiológicas ou instituição de medidas terapêuticas (expansão volêmica, uso de drogas vasoativas), em associação a outros dados clínicos e de monitoramento hemodinâmico são mais importantes do que medidas isoladas.

- O "tripé" fisiopatológico do choque séptico consiste em: hipovolemia, disfunção miocárdica e vasoplegia, que podem coexistir em combinações e graus diferentes.
- O ecocardiograma é capaz de avaliar a função miocárdica e a volemia, sendo a vasoplegia inferida por meio dessas avaliações somadas às demais avaliações hemodinâmicas, clínicas e laboratoriais do paciente.

## Leitura Sugerida

1. Davis AL, Carcillo JA, Aneja RK et al. American College of Critical Care Medicine Clinical Practice Parameters for Hemodynamic Support of Pediatric and Neonatal Septic Shock. Critical Care Medicine 2017; 45(6):1061-1096. doi: 10.1097/CCM.0000000000002425.
2. Deep A, Goonasekera CD, Wang Y et al: Evolution of haemodynamics and outcome of fluid-refractory septic shock in children. Intensive Care Med. 2013; 39:1602-1609.
3. Fisher JD, Nelson DG, Beyersdorf H, Satkowiak LJ. Clinical spectrum of shock in pediatric emergency department. Pediatr Emerg Care 2010; 26(9):622-5. doi: 10.1097/PEC.0b013e3181ef04b9.
4. Guérin L, Vieillard-Baron A. The use of ultrasound in caring for patients with sepsis. Clin Chest Med. 2016; 37:299-307. Disponível em: http://dxdoi.org/j.ccm.2016.01.005.
5. Klugman D, Berger JT. Echocardiography as a hemodynamic monitor in critically ill children. Pediatr Crit Care Med. 2011; 12(4). doi: 10.1097/PCC.0b013e3182211c17.

6. Lancellotti P, Price S, Edvardsen T et al. The use of echocardiography in acute cardiovascular care: recommendations of the European Association of Cardiovascular Imaging and the Acute Cardiovascular Care Association. Eur Heart J Acute Cardiovasc Care 2015; 4(1):3-5. doi: 10.1177/2048872614568073. Epub 2015 Jan 29.
7. McLean AS. Echocardiography in shock management. Critical Care 2016; 20:275. doi: 10.1186/s13054-016-1401-7.
8. PALS. Disponível em: https://acls-algorithms.com/pediatric-advanced-life-support/pediatric-shock-overview-part-1/pals-review-distributive-shock/.
9. Ranjit S, Aram G, Kissoon N, et al: Multimodal monitoring for hemodynamic categorization and management of pediatric septic shock: A pilot observational study. Pediatr Crit Care Med 2014; 15:e17–e26.
10. Voga G. Role of echocardiography in the management of shock. Signa Vitae 2016; 11 (Suppl 2): 35-37.

## Capítulo 13

# Guia Prático do Exame Ecocardiográfico de Emergência

Heloisa Amaral Gaspar Gonçalves

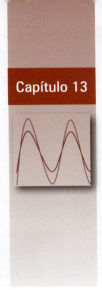

Esquematizar uma sequência para realizar a avaliação ecocardiográfica pode auxiliar o médico não especialista a não esquecer nenhuma etapa do exame e a posicionar corretamente o transdutor e sua marca (orientação espacial). Sugerimos a seguir uma sequência que ajuda nesse processo, mas a mesma pode ser adaptada conforme preferência individual do médico. (Figura 13.1)

A sequência sugerida inicia pela janela paraesternal, seguida da apical e subcostal. (Figura 13.2)

Sequência: 1 → 2 → 3 = Paraesternal → Apical → Subcostal

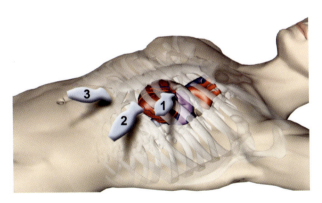

**Figura 13.1.** *Posicionamento sequencial do transdutor para aquisição das janelas: paraesternal (1); apical (2) e subcostal (3).*

## Paraesternal Eixo Longo (Figura 13.2)

- Marca de posicionamento na tela sempre acima e à direita.
- Transdutor no 4º-6º espaços intercostais.
- Indicador do transdutor direcionado para o ombro direito do paciente.
- Utilizada para medir diâmetro da aorta para cálculo do DC (DVSVE).
- Utilizada para medir fração de encurtamento e fração de ejeção.
- Avaliação da função ventricular subjetiva e mudanças nos diâmetros das cavidades.
- Avaliação de derrame pericárdico.

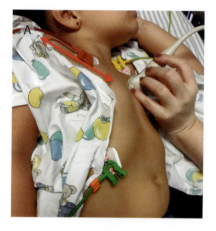
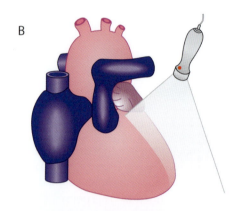
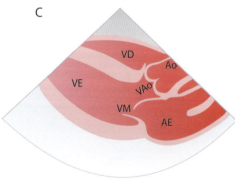
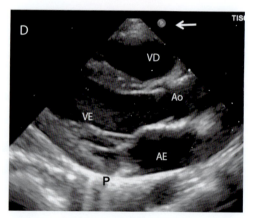

**Figura 13.2.** Paraesternal eixo longo. A: Posição do transdutor no tórax. B: Desenho esquemático da direção do feixe de ultrassom. C: Desenho esquemático da imagem ecocardiográfica. D: Imagem ecocardiográfica. Seta indicando marca na tela para cima e para a direita. VE = ventrículo esquerdo; VD = ventrículo direito; AE = átrio esquerdo; Ao: aorta; VAo = válvula aórtica; VM = válvula mitral; P = pericárdio.

## Paraesternal eixo curto (Figura 13.3)

- Marca de posicionamento na tela sempre acima e à direita.
- Transdutor no 4º-6º espaços intercostais.
- Indicador do transdutor direcionado para o ombro esquerdo do paciente – rodar a partir do paraesternal longitudinal (eixo longo) o transdutor 90° no sentido horário, trocando do plano longitudinal para o transversal (eixo curto).
- Utilizada para medir fração de encurtamento e fração de ejeção.
- Avaliação subjetiva da função ventricular e mudanças nos diâmetros das cavidades.
- Avaliação de derrame pericárdico.

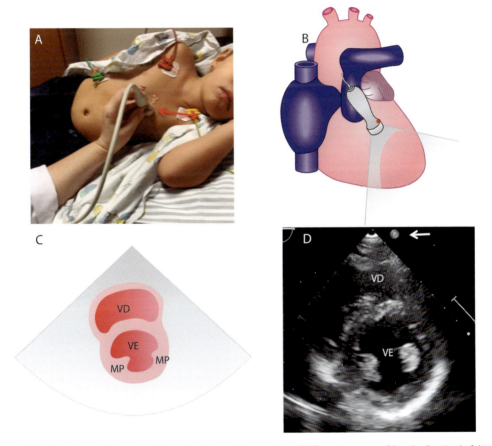

**Figura 13.3.** Paraesternal eixo curto. A: Posição do transdutor no tórax. B: Desenho esquemático da direção do feixe de ultrassom. C: Desenho esquemático da imagem ecocardiográfica. D: Imagem ecocardiográfica. Seta indicando marca na tela para cima e para a direita. VE = ventrículo esquerdo; VD = ventrículo direito; MP = músculo papilar.

## Apical 4 câmaras (Figuras 13.4 e 13.5)

- Marca de posicionamento na tela sempre acima e à direita.
- Transdutor no íctus do paciente.
- Indicador do transdutor direcionado para axila esquerda/hemitórax esquerdo do paciente.
- Feixe do ultrassom direcionado para o ombro direito.
- Avaliação das dimensões dos ventrículos e átrios, avaliação das regurgitações valvares, avaliação da morfologia das valvas atrioventriculares e dos septos interatrial e interventricular.
- Medida de gradiente de pressão entre átrio direito e ventrículo direito com Doppler contínuo na presença de regurgitação tricúspide (estimar PSAP).
- Avaliação de derrame pericárdico.

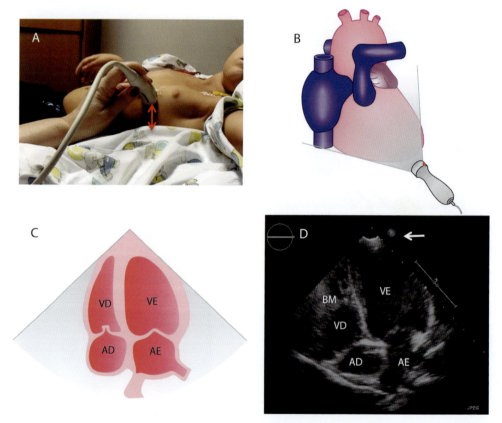

**Figura 13.4.** Apical 4 câmaras. A: Posição do transdutor no tórax. B: Desenho esquemático da direção do feixe de ultrassom. C: Desenho esquemático da imagem ecocardiográfica. D: Imagem ecocardiográfica. Seta indicando marca na tela para cima e para a direita. BM = banda moderadora; VD = ventrículo direito; VE = ventrículo esquerdo; AD = átrio direito; AE = átrio esquerdo.

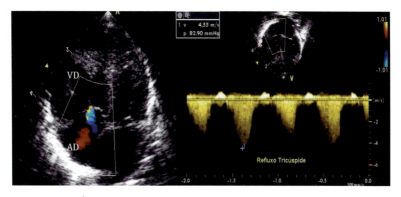

**Figura 13.5.** Apical 4 câmaras. À esquerda, imagem ecocardiográfica mostrando regurgitação tricúspide; à direita, a curva do Doppler contínuo na regurgitação tricúspide. VD: ventrículo direito; AD: átrio direito.

## Apical 5 câmaras (Figura 13.6)
- Marca de posicionamento na tela sempre acima e à direita.
- Transdutor no íctus do paciente, semelhante ao apical 4 câmaras.
- Indicador do transdutor direcionado para axila esquerda.
- Feixe do ultrassom direcionado anteriormente.
- Avaliação do fluxo de sangue na aorta – Doppler pulsátil para medida do VTI aórtico e velocidade do pico de fluxo aórtico.

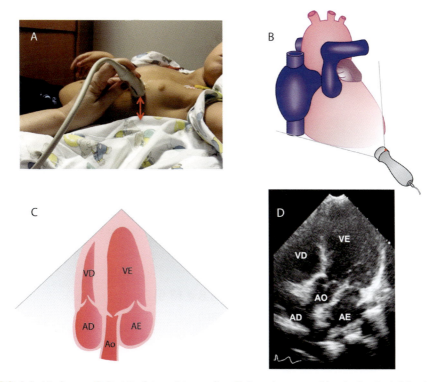

**Figura 13.6.** Apical 5 câmaras. A: Posição do transdutor no tórax. B: Desenho esquemático da direção do feixe de ultrassom. C: Desenho esquemático da imagem ecocardiográfica. D: imagem ecocardiográfica. Ao: aorta; AD: átrio direito; VD: ventrículo direito; AE: átrio esquerdo; VE: ventrículo esquerdo.

## Subcostal 4 câmaras (Figura 13.7)

- Marca de posicionamento na tela sempre acima e à direita.
- Transdutor na região subcostal.
- Indicador do transdutor direcionado para esquerda do paciente, com feixe do ultrassom direcionado anteriormente para a esquerda.
- Melhor plano para avaliação da contração ventricular na suspeita de parada cardíaca.
- Avaliação rápida das câmaras cardíacas e do pericárdio.
- Janela de fácil aquisição em crianças, principalmente recém-nascidos.

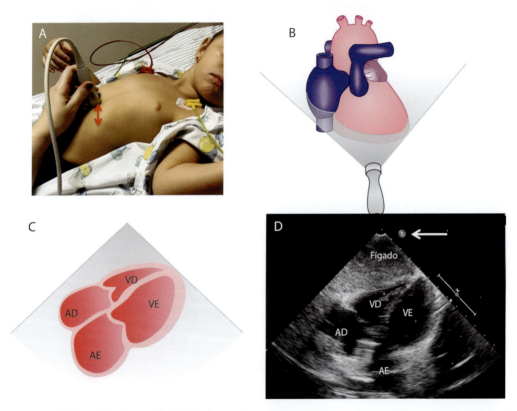

**Figura 13.7.** *Subcostal 4 câmaras. A: Posição do transdutor no tórax. B: Desenho esquemático da direção do feixe de ultrassom. C: Desenho esquemático da imagem ecocardiográfica. D: Imagem ecocardiográfica. Seta indicando marca na tela para cima e para a direita. AD = átrio direito; VD = ventrículo direito; AE = átrio esquerdo; VE = ventrículo esquerdo.*

## Subcostal veia cava inferior (VCI) (Figuras 13.8 e 13.9)

- Marca de posicionamento na tela sempre acima e à direita.
- Transdutor na região subcostal.
- Indicador do transdutor para região cefálica do paciente (rodado 90° do sentido anti-horário a partir do subcostal 4 câmaras), com feixe de ultrassom direcionado posteriormente.
- Avaliação dos diâmetros máximos e mínimos da VCI para estimativa de resposta fluidica – pelo modo bidimensional ou modo M.

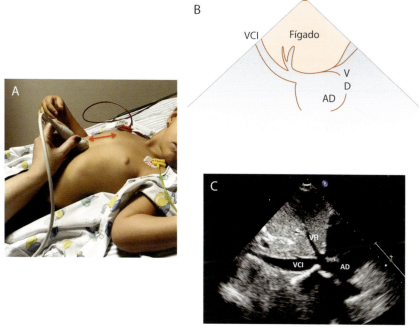

**Figura 13.8.** Subcostal VCI. *A:* Posição do transdutor no tórax. *B:* Desenho esquemático das estruturas analisadas. *C:* Imagem ecocardiográfica (modo bidimensional). AD = átrio direito; VD = ventrículo direito; VCI = veia cava inferior; VH = veia hepática.

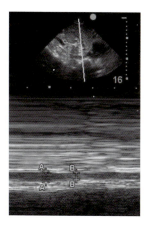

**Figura 13.9.** *Subcostal VCI pelo modo M: medida dos diâmetros máximo (A) e mínimo (B) da VCI.*

A anotação do resultado da avaliação ecocardiográfica à beira do leito pode ser realizada em prontuário, como uma complementação da avaliação clínica feita pelo médico assistencial. Alguns profissionais preferem realizar a anotação em formulário específico na tentativa de sistematizar a avaliação ecocardiográfica.

A seguir, apresenta-se uma sugestão de formulário (Figura 13.10). O médico não ecocardiografista não deve realizar laudo do exame, uma vez que a avaliação ecocardiográfica à beira do leito realizada pelo médico não ecocardiografista é uma ferramenta de avaliação hemodinâmica e complementação do exame físico tradicional.

## FOCUS          Data: _____

Nome: _____Idade:_____
RG: _____Peso:_____Estatura:_____
Diagnóstico:_____
Drogas Vasoativas: ☐ _____(   mcg/kg/min); ☐ _____(   mcg/kg/min)
                   ☐ _____(   mcg/kg/min); ☐ _____(   mcg/kg/min)

### Ventriculo Esquerdo
Dimensão: ☐ Pequena   ☐ Normal   ☐ Dilatada   ☐ Dilatada Importante
Espessura: ☐ Normal   ☐ Hipertrofiado
Contratilidade: ☐ Hipercinético   ☐ Normal   ☐ Disfunção leve   ☐ Moderada   ☐ Grave
Fração de ejeção: _____ DVSVE: _____ VTI: _____ IC: _____ (L/min/m2)

### Ventriculo Direito
Dimensão: ☐ Pequena   ☐ Normal   ☐ Dilatada   ☐ Dilatada Importante (>VE)
Espessura: ☐ Normal   ☐ Hipertrofiado   Septo: ☐ Normal   ☐ Retificado   ☐ Mov. Paradoxal
Contratilidade: ☐ Hipercinético   ☐ Normal   ☐ Disfunção leve   ☐ Moderada   ☐ Grave

### Veia Cava Inferior
Dimensão: ☐ Pequena   ☐ Normal   ☐ Dilatada   ☐ Pletora
Colapsabilidade (Resp espontânea): ☐ <50%   ☐ > 50%   ☐ Ausente   [Dmáx-Dmin/Dmáx]
Índice de distensibilidade (VM): ☐ < 18%   ☐ >18%   [Dmáx-Dmin/Dmin]

### Pericárdico
Dimensão DP: ☐ Ausente   ☐ Leve   ☐ Moderado   ☐ Grave
Sinais de tamponamento: ☐ Sim   ☐ Não

### Refluxo Valvar
Mitral : ☐ Ausente   ☐ Leve   ☐ Moderado   ☐ Grave
Tricúspide:: ☐ Ausente   ☐ Leve   ☐ Moderado   ☐ Grave   ☐ PSAP: _____

**Figura 13.10.** *Sugestão de formulário para sistematizar a avaliação ecocardiográfica à beira leito. FOCUS:* focused cardiac ultrasound *(ultrassom cardíaco direcionado).*

# Índice Remissivo

## A

*Aliasing*, 12
Alterações recíprocas nos volumes ventriculares, 82
Ambiguidade, 12
Anatomia cardíaca, 15
Aorta, 23
Apical
 4 câmaras, 132
 5 câmaras, 133
Ápice cardíaco, 15
Arco aórtico, 23
Artefatos do ultrassom, 9
Artérias coronárias, 24
Átrio
 direito, 16
 esquerdo, 17
Avaliação
 da função diastólica, 69
  em indivíduos com disfunção sistólica, 72
  em indivíduos com fração de ejeção preservada, 70
 da função ventricular
  direita, 61
   avaliação objetiva (quantitativa), 62
   avaliação subjetiva (qualitativa), 61
  esquerda, 53
   avaliação objetiva (quantitativa), 55
   avaliação subjetiva (qualitativa), 53
 da responsividade a fluidos, 89
 da variação
  da velocidade pico do fluxo aórtico, 92
  respiratória da veia cava inferior, 90
 do pericárdio e pericardiocentese, 79
 ecocardiográfica
  das alterações na circulação transicional, 97
  do choque, 119
  hemodinâmica do ventrículo direito, 63
  valvar, 46

## B

Bandas de frequência ultrassonográfica, 5

## C

Campo
 de Fraunhofer, 6
 profundo, 6
 próximo, 6
Cardiomiopatia(s)
 hipertrófica, 73
 restritivas, 73
Cardiopatias
 com aumento de fluxo pulmonar, 101
 congênitas, 101
  acianogênicas
   com aumento do fluxo pulmonar, 101
   sem aumento do fluxo pulmonar, 108
  cianogênicas, 114
   sem aumento do fluxo pulmonar, 101
Choque
 cardiogênico, 119
 distributivo, 125
 hipovolêmico, 121
 obstrutivo, 122
Circulação
 fetal, 95
 pulmonar, 63
 transicional do recém-nascido, 95, 97

Coarctação de aorta, 112
Colapsabilidade de VCI, 91
Colapso
　diastólico do ventrículo direito, 82
　sistólico do átrio
　　direito, 82
　　esquerdo, 82
Comunicação
　interatrial, 101
　interventricular, 104
Coração, 15
　hipercinético e oscilante, 82

## D

Débito cardíaco, 53, 60
Defeito do septo atrioventricular, 106
Densidade, 2
Derrame pericárdico
　apresentação clínica, 80
　classificação, 81
　diagnóstico, 82
　etiologia, 79
　fisiopatologia, 80
　tratamento, 84
Desvio Doppler, 11
Dilatação da veia cava, 82
Doppler
　contínuo, 13, 44, 50
　pulsátil, 12, 43, 49
　*shift*, 11
　tecidual, 14, 46, 62, 83

## E

Ecocardiografia com Doppler, 10, 41
Ecos
　dispersos, 4
　especulares, 4
　espúrios do campo próximo, 9
　refletores, 4
Efeito Doppler, 10
Equação de Bernoulli modificada, 50
Esqueleto fibroso do coração, 21
Estenose
　mitral, 73
　valvar
　　aórtica, 110
　　pulmonar, 108
Estimativa das pressões de enchimento do ventrículo esquerdo em situações específicas, 73
Exame
　bidimensional, 46
　ecocardiográfico normal, 27
Excursão sistólica do anel tricúspide, 62

## F

Face esternocostal, 15
Feixe de His, 17
Fenômeno de *aliasing*, 12
Fibrilação atrial, 75
Fluidorresponsividade, 89
Foco, 6
Forame oval persistente, 97
Formação da imagem ecocardiográfica, 5
Fração
　de ejeção, 56
　de encurtamento, 55
Frequência da onda sonora, 2

## G

Grandes artérias do coração, 23
Guia prático do exame ecocardiográfico de emergência, 129

## H

Harmônica, 8
Hipertensão pulmonar, 61

## I

Índice de distensibilidade de VCI, 90
Insuficiência mitral, 74

## L

Lactentes, 75
Limite de Nyquist, 12

## M

Mapeamento de fluxo em cores, 13, 44, 47
Membrana pericárdica, 15
Método
    de Simpson, 57
    de Teichholz, 56

## N

Neonatos, 75
Nó
    atrioventricular, 17, 24
    sinusal ou sinoatrial, 16

## O

Obtenção de imagens ecocardiográficas, 27
Onda(s)
    A, 2
    de frequência fundamental, 8
    sonora, 1
*Ostium*
    *primum*, 101
    *secundum*, 101

## P

Paraesternal
    eixo curto, 131
    eixo longo, 130
Pericardiocentese, 85
Persistência do canal arterial, 99
Plano
    apical
        4 câmaras, 32
        5 câmaras, 34
    do canal arterial, 38
    paraesternal
        eixo curto (transversal), 30, 37
        eixo longo (longitudinal), 29
    subcostal
        da veia cava inferior, 36
        4 câmaras, 35
Pressão
    média e diastólica da artéria pulmonar, 65
    sistólica de artéria pulmonar, 64
Pseudo-hipertrofia do ventrículo esquerdo, 83

## R

Rede de Chiari, 16
Reflexão, 4
Refração, 4
Resolução
    axial, 6
    de contraste, 7
    espacial, 6
    lateral, 7
    temporal, 8
Reverberações, 9
Rigidez, 2

## S

Seio
    coronariano, 101
    venoso
        coronário, 17
        superior e inferior, 101
Septos cardíacos, 20
Sistema de condução cardíaco, 24
Som, 1
Sombras acústicas, 9
*Speckles*, 4
Subcostal
    4 câmaras, 134
    veia cava inferior, 134

## T

Tamponamento cardíaco, 80, 84, 124
Tendão de Todaro, 17
Tetralogia de Fallot, 114
Transdutores ecocardiográficos, 5
Transplante cardíaco, 75
Transposição das grandes artérias, 116
Tríade de Beck, 80
Triângulo de Koch, 17
Tromboembolismo pulmonar, 122
Tronco pulmonar, 23

## V

Valva(s)
- aórtica, 22
- cardíacas, 21
- de Eustáquio, 16
- de Tebésio, 16
- pulmonar, 22
- tricúspide, 22

Variação fracional da área, 63

Veias
- cavas, 15
- coronárias, 24, 25
- de Tebésio, 25
- pulmonares, 15

Velocidade
- da onda sonora, 2
- do som, 2

Ventrículo
- direito, 18
- esquerdo, 19